新装版

ガンは自分で治す！

ムラキテルミ

ロング新書

新版発行によせて

『ガンは自分で治す』を上梓して、八年の月日が流れました。私は、生きています。何ひとつ、病院でのガン治療を受けていないからです。

自分のガン治療体験を綴ってから、数千人のガン患者の方々とお会いし、お話をする機会を得ています。

残念ながら、ほとんどの方が亡くなりました。真面目に、お医者様の言いつけを守り、ガン治療に専念する方から、亡くなっていくのです。

「何か、間違ってる！」と、アンチガン治療の旗を掲げていた時期がありましたが、最近は、半ば、諦めて、「すべてはご本人の生き様と、選択である！」と、受け身の構えでおります。

「自分で作った病気はそれがたとえ、ガンであっても自分で治せる！　いや、自分でしか治せないのです」というメッセージを、この小さな一冊の本の中に込めています。

八年前の自分の書いた本を読み返してみて、「あっ、私、熱かったんだなあ〜」と、感じました。ガン治療の現場から、一人でも救い出さなくては、という闘志を持っていました。


この八年間に、あまりの多くのガン治療死の人たちを見てきてしまい、死というものに対して、心がマヒしてしまいました。

「ガンで死んでいるんじゃない。ガン治療で死んでいるんだよ」という声も、小さくなってしまいました。


多くのバッシングも受けました。

「ムラキは、ガンではなかったんだ」「お前が生きていることが悔しい」と、お会いしたこともない人から、言われ、書かれ、心は乾いていきました。

今も私は、一人のガンサバイバーとして、ガン治癒に功を為した「一日一食」断食を、一一年間、続けています。

なぜならば、二度とガンは、御免だからです。

断食でガンが治るはずがない！　と、否定して下さって、結構。

でも、私は、自分の人生を楽しんで、生きています。

やっと一〇年の時を経て、自分がガンであったことを忘れて過ごすことが出来るようになれました。つい最近まで、ガンに人生を乗っ取られていました。


この本を手に取って下さった方に、贈りたい言葉は、

「あなたの体は、治りたがっています。自分で自らの病気を治そうと、毎瞬、懸命に働いているのです。その邪魔をしないで下さい」

手術も、抗ガン剤治療も……あなたの体は、望んでいるでしょうか？　ご自分の体を、信じてあげて欲しいのです。

たまたま担当になった医師に、大切な生命を捧げないで欲しい。余命だなんて宣告させないで欲しい。一つしかない、あなたの体を、切り刻んだり、焼いたりする必要があるのでしょうか？　髪が抜けたり、ツメが落ちたり、マユ毛、マツ毛がなくなるだなんて、あなた、それは異常です。

もっと、冷静に、ご自分の病気と治療について、考えて頂きたいと、願っています。


あなたのそのガンは、毎日、毎日、食べ過ぎて、運動が不足して、出来てしまっただけなのです。

毎日の生活習慣を見直して、改善することで、間違いなく、治癒に向かいます。

私が、結果です。


一三カ月間、断食を続けることで、ガンは溶けて消えました。

一一年間、「一日一食」断食を続けることで、再発も転移もしておりません。

ガンは、食べなければ、治る病気です。だって、食べすぎ病なのですから。

ガンも、生活習慣病の一つでしかなく、恐れる病気ではありません。


ガン発覚時、どんどん痩せ衰えていく体が、恐怖でした。

今は「一日一食」なのに、太り出したことが不思議であり、ダイエットに励む自分が、幸せです。

来月、ダイエットの為に宮古島で、コンドミニアムを借りて、人参りんごジュースだけ断食を、四日間、楽しんできます。


一〇年前の断食は、選択の余地がなく、命をつなぐ毎日でした。

たった一〇年間で、こんなにも健康になれ、心も変われることに、人体の神秘を感じます。

あなたに、聞く耳と、判断力と、決断力と、実行力と、継続力が備わっていますことを、切に祈ります。

お大事に、お大事にお過ごし下さいませ。
あなたの体は、治りたがっています。

二〇二〇年二月二二日

京都　ムラキテルミ

一章● “ガン”って何ですか?

二章● 石原メソッドとは?

三章 ● "ガン治療" 私の場合

四章● ガンは自分で治す！

五章●美しく闘い抜いた天使たち

六章●極少食の極意

一日一食レシピ

七章●ホーム・レメディー（自宅療法）

八章●リンゴの力のすごさ

一章● 〝ガン〟って何ですか？

●ガンとは、血液の汚れの極み

現代においてガンの治療技術が、これほど進化しているのに、実際、日本では、毎年三六万人以上の方がガンで亡くなっています。ご存知のように、日本人の死因のダントツ一位が、三〇年以上ガンによるものです。しかし、実は「ガン」も、生活習慣病の一つでしかないのです。


「あらゆる病気は、血液の汚れが原因です」

はじめて石原結實先生のセミナーで伺った時、心底驚きました。

「すべての？　ガンも？」

そう、すべてなのです。「ガンも！」なのです。

逆説的に、すべての病気は、血液の浄化作用の現れなのです。

二〇〇〇年を超える歴史を持つ漢方医学では、「万病一元、血の汚れから」

といいます。

この考え方をはじめ、私がお話する医学的なことは、石原結實先生から学ばせていただいたものです。

ガンとは、血液の汚れの極み……その汚れた血液を浄化するための最終装置の姿です。ガンという名の腫瘍こそが、血液の汚れをそこに集めて封じ込め、全身の血液を浄化しているのです。

ガンって悪者ではないの？　そう、ガンにも働きと目的があったのです。

石原先生との出会いで、ガンだけでなく、病気に対する考え方が、一八〇度変わりました。

「風邪」などの発熱は、血液の汚れの原因となる老廃物である尿酸や乳酸や、余剰物であるコレステロールや中性脂肪を、燃焼させている状態。

「食欲不振」は、これ以上、血液を汚して、余剰物を増やさないように、起こっています。「発熱」と「食欲不振」を、石原先生は、自己治癒力を促す『二大名医』と呼んでおられます。

「皮膚病」も、老廃物を排泄しています。

下痢もおう吐も、花粉症などのアレルギーも、全部、血液の浄化作用です。

一番印象的だったのは、「高血圧」です。

血中の老廃物や余剰物が、血管の内側に沈着して血液の浄化を図っている状態＝動脈硬化＝を経て、血管の内径が狭くなり、圧がかかり、血圧が上がるのです。

ということは……降圧剤を飲んでいても、血液サラサラ薬を飲んでいてもダメということです。

血管の内側にへばり付く原因である老廃物と余剰物を正さなくては。


私は、肝臓ガン発覚直前、よく熱を出し、湿疹が出て、吐き気に襲われ、常に食欲不振で、血圧も高かったのです。

手足が氷のように冷たいのに、血圧が高いのが不思議な気がしました。

冷え性は、低血圧……だとばかり思い込んでいたからです。今思えば、血液が汚れに汚れていたのです。

漢方医学では、血液の汚れのことを「瘀血《おけつ》」と呼んでいます。いかにも汚れていそうな響きです。

すべての病気の始まりは、「瘀血」からで、血液が汚れるから、その結果、血液の流れが悪くなることで病気になります。

この考えを元に、漢方医学では、病気の治療にあたり、血液の流れを良くしたり、血をきれいにしたりします。

「ガンにならない美しい血液をつくる！」

これが、この本のテーマです。

●血液の汚れの原因は「体温の低下」と「食べ過ぎ」

血液の汚れが、万病の原因であり、そして「血液が汚れる」、そのまた原因は、二つだけ！　なのです。

一つ目は、「体温の低下」です。

六〇年前、私たちの平均体温は三六・八℃あったのですが、今では、平熱が三五℃台にまで下がっています。

実は、この平熱の下がり方と反比例するかのように、ガンの発症率が上がっているのです。体温が下がることで、血液の流れが悪くなります。また、一℃の体温低下によって、免疫力が三〇％も下がることもわかっています。

ガンも実は、極度の血液の汚れ＝冷えの病気、でしかないのです。

そして、もう一つの血液を汚す原因は、「食べ過ぎ」です。

一日三食を摂る習慣になり、おやつまで食べるようになったのは、日本ではこの五〇〜六〇年ほど。大げさないい方になりますが、私たち人類の体は、「飢え」と共に進化を遂げています。

一九六〇年頃＝六〇年位前まで、日本には「ダイエット」と「肥満児」という言葉はありませんでした。つまり、食べ過ぎるという体験がなかったのです。

この五〇〜六〇年間で、体は進化が追いつかず、体が食べ過ぎに対処できたことは、一つだけ。それは、インシュリンを分泌させることです。

食事をすると血糖値が上がります。それを抑える働きをするのがこのインシュリンです。あまりに「食べ過ぎ」がひどい状態になると、体が糖尿病か低血糖障害になってしまうのも、このインシュリンの分泌が関係してのことです。

人類二〇〇万年の進化の歴史は、常に「飢え」との戦いで、それと共に体内も進化してきました。今、医学の世界でわかっているだけで、二八〇種の飢えに対する代謝能力、危機管理能力を人間全員が体内に搭載しているのです。

●ガンは血液の汚れの浄化装置

西洋医学にとって「ガンの原因は不明」であるとされ、ガンと闘うかのように、切除手術や抗ガン剤治療、放射線治療等々が日々研究され、治療方法として行われています。

石原先生は「人体が危険な状態に陥ったとき（つまり東洋医学でいう『血液の汚れ』が恒常的に続いたとき）、血液を浄化するために、先祖返りして、始原生命であるマクロファージと呼ばれる単細胞生物に還ろうとする、そしてその先祖返りを終えた状態が『ガンの正体』である」と、お考えです。

「ガンは、血液の汚れの浄化装置である！」とも石原先生は言っておられます。ガンにも、原因だけでなくこのように目的と働きがあるのです。

ガンの目的は血液を浄化すること、そして血液を浄化するために血液中の老廃物・有害物質など西洋医学でもいわれるガン種からの発ガン性毒素をガン腫に集めて排泄している状態なのです。


この血液浄化という目的を持ったガン腫瘍を切除手術することとは、体内から血液浄化装置を失うこととなり、新たに、他の部位に浄化装置を作ることになります。このことを、ガンの再発・転移と、私たちは呼んでいます。

このように、ガンにも「目的」と「働き」がある、という考え方は、ガンを怖れる気持ちを和らげてくれます。

●ガンを怖れることなく、体温を上げることに集中！

ガン細胞は、極度の冷えの病気と考えられると先ほどお伝えしました。ちなみに、私の肝臓ガン発覚時の体温は、三四℃台でした。

ガン細胞の好む環境は、低体温！　なのです。そして三五・一℃以下の体内はガンの増殖場と化します。

逆に、ガンの苦手な環境は、高体温！　です。三九・三℃以上の体温だと、体内のガン細胞は死滅します！

そして何よりのガンサバイバーにとっての福音は、三六・五℃の体温がキープできると、ガンは進行しにくくなる、つまり、三六・五度以上の体温を保っていれば再発や転移をするリスクが低くなるというわけです。

この「三六・五℃でガンが進行しにくくなる」という真実を知ったとき、

私の中でガンと向き合う姿勢がガラリっと変わりました。「ガンを怖れることなく、体温を上げる!」ことに集中して、自宅療養ができたのです。

腹巻やレッグウォーマーを着用したり重ね着することで体を冷やさないようにしたり、石原先生の指示にしたがって、一日一食(=腹三分)を心がけています。

朝やランチは、人参リンゴジュースや生姜紅茶に黒糖を加えたものにします。液体にすることで胃腸が休むので、人為的な断食効果が得られます。

人参リンゴジュースや黒糖入り生姜紅茶を飲むことで、一日に必要なビタミン、ミネラルがカバーされています。

お腹が空いたら小さなキャンディーやチョコを少しいただいて、低血糖状態になることを防いでいます

二章●石原メソッドとは?

●「血液を美しく浄化する」メソッド

一三カ月で、末期ガンまでも治癒してしまう「石原メソッド」とは？

実に簡潔明瞭！「血液を美しく浄化する」メソッドです。


すべての病気の原因は、たった一つ。

「血液の汚れ」

そして、

「血液の汚れ」の原因は、たった二つ。

「冷え」と「食べ過ぎ」です。

この「冷え」と「食べ過ぎ」という原因があるから、結果としての病気＝ガンがあるのです。

ならば、結果を正せば良い。人為的に「発熱」と「食欲不振」を起こす！

そこで『断食』です。

石原メソッドの断食は、朝食を人参リンゴジュースに変えるだけ！　朝食をジュースに変えるだけで、毎日「腹八分目」どころか、「腹七分目」が叶います。

それに、リンゴと人参のフレッシュジュースには、ビタミンもミネラルも豊富に含まれ、まるで、飲む点滴です。

それに加え、今話題の酵素もふんだんに含まれています。

人参リンゴジュースをしぼるそばから、泡が立ち、しばらく置くと分離し、夕方には発酵して甘酸っぱくなります。


そして、「冷え」の解消として、「生姜紅茶」です。体の内側から温める生姜と紅茶の、そしてミネラル豊富な黒糖の組み合わせは、最強です。

熱々の生姜紅茶を飲むそばから、お腹が温まり、汗が出ます。

しばらくすると、トイレに行きたくなります。「冷え」の原因である体内の余分な水分である「水毒」を排泄させる力を「生姜紅茶」は持っています。
これに加えて、ゆっくりと入浴したり、運動をすること。
こんな誰もが、日常的に実践し続けられることで、私のガンは消えてしまいました。

●持つべきプライドは「自己治癒力」

あまりにも簡単過ぎるからでしょうか？　ガンと向き合う方に、私の体験をお話しすると、「私のガンは、カクカクシカジカで……とても複雑で……とても珍しいケースで……」と、ガンにプライドを持たれる方の多いことに驚きです。

病気にプライドを持って、どうする？　ですよね。
まるで、「私のガンは、リンゴや生姜では治りません！」とでもいうようなプライドの高さです。

舌を噛みそうな抗ガン剤の名前をスラスラとあげられたりして……。

持つべきプライドは、「自己治癒力」です。どんな病気だって、ケガだって、自分の美しい血液が持つ「自己治癒力」が治してくれるのです。

そうです。「石原メソッド」とは、「自己治癒力」を高めるメソッドなのです。

●私のバイブル「石原メソッド」ガイド

今現在、ガンと向き合う方は、石原結實先生の著作をお読み下さい。

先生の著作は、三〇〇冊以上あります。私もその中から、一二〇冊以上を読み、内五冊はボロボロで、私にとっての「バイブル」です。以下お勧めしたいご本です。

・『ガンにならない　ガンを治す血液をつくる』（KKロングセラーズ）
・『病気の「サイン」に素早く気付き病気を自分で治す』（KKロングセラーズ）
・『空腹療法』（KKロングセラーズ）
・『ガンを防ぐ！　再発させない！　食べ方』（青春出版社）
・『食べない健康法』（PHP文庫）
・「医者いらず」食べ物事典』（PHP文庫）
・『非常識の医学書』（実業之日本社）
・『「体を温める」と病気は必ず治る』（三笠書房）

●人参リンゴジュース断食

石原メソッドの聖地「ヒポクラティック・サナトリウム」（h-sanatorium.

com）は、伊豆半島の伊東にあります。創立三五年になりますが、今までに元・総理大臣、元・都知事を始め、政・財・学・法・医・芸能……各界から多くの方が、断食保養滞在されています。

私も二〇〇九年八月より通っています。はじめてのサナトリウム滞在が強烈でした。もちろん石原結實先生とも初対面でしたし、初診の時に、「自分で作った病気なんだから、自分で治しなさい」と喝破されたことも驚きでしたが、同日にチェックインをした方が、天の計らいとしか思えないキャスティングだったのです。

お一人は、福岡からお出かけのNさん。三三歳の女性です。全身が赤紫色の浮腫でした。五年前に首にできた浮腫が、ステロイド剤を使い続けたことで全身に拡がってしまったのです。

人参リンゴジュース断食四日目、お腹辺りの浮腫が消えています……。ジュース断食七日目、浮腫は手と脚だけに！

そして、チェックアウトをされる二週間目には、少し茶色いカサカサが、手指のつけ根に残っているだけ！　ぜ〜んぶ消えてしまいました。断食パワーを目の当たりにして圧倒されました。

もうお一方は、京都からご滞在のSさん。一週間前に脳梗塞を起こされて、右半身マヒで、息子さんが車イスを押されてのチェックインです。人参リンゴジュース断食四日目、壁づたいに杖をついてお部屋から食堂へ出て来られました。

ジュース断食七日目、杖を使わずに、ゆっくりゆっくり歩いておられます。十一日目には、車イスをたたみ、杖を車イスのポケットに差して、スッスッと歩いて車に乗って帰られたのです。

時を同じくして、全身浮腫が消えた方と、半身マヒを完治された方と、サナトリウム滞在することができました。

●断食によって自己融解が起こった結果、ガンが治癒する

あまりにも驚いて、石原先生に伺いますと、

「あなたにも、体内で同じことが起こっていますよ」と、お答えです。

同じこと？　何がでしょうか？

――人間の体は「吸収」と「排泄」を同時に行うことができず「吸収は排泄を阻害」します。

つまり「断食」を実践することで、「吸収」をストップさせ、排泄を促進させます。

――タンパク質や脂肪が存在しないと、人体六〇兆個の細胞は生きていくことができません。

――「人参リンゴジュース断食」では、水分、糖分、ビタミン、ミネラルは入ってきますが、タンパク質と脂肪はほとんど入ってきません。

――タンパク質と脂肪の供給を断たれた細胞は、生まれた時には存在しなかったガン細胞のタンパク、脂肪肝や動脈硬化を起こしている脂肪、肝炎や関節炎などの炎症を起こしている病気の細胞のタンパク、糖尿病の原因となっている余った糖分などを利用して生き長らえようとします。

――つまり、病気のもととなっているタンパク、脂肪などが、健康細胞の栄養として食べられて、なくなってしまうのです。

――これを自己融解（Autolysis）といいます。

――断食によって、自己融解が起こった結果、ガン、脂肪肝、動脈硬化、炎症が治癒するのです。

「私の細胞が、私のガン細胞を食べている！」

俄然やる気になり、私は「石原メソッド」でガンを治す決断をいたしました。

三章●〝ガン治療〟私の場合

●温めることの大切さ

　昨年末に階段から落ちて、あろうことかガンの始まりとなった七年前の骨折と同じ、左足首を骨折してしまいました。

　腫れに腫れ、痛みもハンパではなかったので、冷やすだけ冷やしていたのですが、石原結實先生から
「冷やすからうっ血して腫れるのです。今すぐに温めなさい。あなたの血液が患部に運ぶ血中カルシウムが新しい骨を作るのですよ」

「痛みの奥に快感を感じるようになったら、積極的に歩く！　ように。日光に当たらないと丈夫な骨は作れません」

　とアドバイスをいただきました。

　私の血液の中に含まれるカルシウムが骨を作る！　納得して、恐る恐るギブスを外し、足首を温めてみると、気持ちいい！　のです。痛みも和らぐ気

がしました。四日目には、痛みが最高頂となり、頭がモウロウとしてボーッとなりました。それ以来、痛くない！ のです。これを脳内モルヒネと呼ぶそうです。天然の鎮痛剤です。

鎮痛剤を一錠も飲まず、たったの四〇日間で、左足首の三ミリの骨折が完治したのです。七年前には十一カ月の入院に三回の手術とリハビリに半年もかかったのに！です。

「温める」ことの大切さを思い知りました！

病気だけではなく、ケガも、「温める」ことが治癒力を高めてくれます。「病気」も含め「体」の浄化は、デトックスしやすい体内環境を整えるだけで、体が勝手に浄化・デトックスを始めます。

デトックスしやすい体内環境とは、排泄を促すために、吸収をストップすること＝「食」を慎むことで空腹時間をなるべく長く保つこと。一日一食を実践しますと、一日二三時間の断食が毎日可能です。

「断食」が体温を上げる！　とは、目からウロコでした。食べると体温が上がるものと思い込んでいたのです。

毎日、体温チェックをし続け、食べなければ食べないほど、体温が上がる事実に感動しました。

●体温が上がり、美しい血液が体中に流れれば

「体温」が上がる＝血液の流れが良くなる！

体の治癒は、全て、「血液」が司ります。

傷ついた細胞、不要なモノを運び出すのは「血液」の仕事です。つまり「血液」がデトックスの役目を担います。

また新しい細胞、組織を作るのも「血液」で、「血液」が必要な材料を患

部に運びます。

「体温」を上げる大切さは、「血液」の流れを促し、「体」の浄化を促すことです。

「体温」が上がり、美しい「血液」が体中の隅々まで流れれば、体内神秘の力が働いて、今、一番ふさわしい治し方を選んで、勝手に治癒が進みます。

手術は、患部を取り除くだけ、薬は抑えるだけ……。自らの「体温」の力と「血液」の力が「体」を浄化し、正しい健康体へと導いてくれます。

この再・骨折の、石原メソッドでのスピード完治体験をして、「美しい血液」が、すべての病気とケガの治癒のカギであることが実体験でき、魂に叩き込むことができました。

私の「ガン治癒」体験も、「石原メソッド」四〇日目にして、ほぼ血液が正常と化し、一年後には、〝二〇代の血液〟と言われるまでに浄化されました。

様々なデトックス症状に悩まされましたが、石原先生は「血液がきれいなのだから、何らかの病気が進行しているとは、考え難い」と励まして下さいました。

血液が美しく正常化したことで、ガンも消え、腎臓から砂を排し、アレルギーも癒えました。

まずもって大切なのは、「美しい血液」です。

では、「奇跡」と呼ばれております、私のガン治癒ストーリーをお楽しみ下さい。

●足首の複雑骨折、手術、倍量の麻酔、鎮痛剤、催眠剤

それは二〇〇七年六月のこと。

乗馬クラブでの転倒が原因で、左足首を複雑骨折しました。足首の三カ所が折れていて、踵《かかと》は割れ、くるぶしは欠け、腱を二本切るという全治十一カ月の重傷です。

足の腫れが骨折から一週間以上経っても引かず、冷やして、冷やして、九日経ってようやく手術できるようになりましたが、その手術に七時間もかかりました。

ところが、運悪く麻酔が手術した足とは逆の足に効いてしまい、結局麻酔の打ち直しをすることになり、体には麻酔が倍量入ってしまうことに……。

これにより、下半身はまったく感覚がなく、翌日からは顔面神経痛の症状もでてきてしまい、これは心の問題だということで心療内科へ回され、神経を

元に戻す薬も処方されました。

手術後も左足が痛くて、いてもたってもいられない状態でしたので、鎮痛剤が処方されましたが、薬を飲んでも異常な痛みなのです。催眠剤や抗うつ剤も飲みました。

折れたところはワイヤーできれいにつないでもらったのですが、腫れが引いたら中から針金が突き出てきてしまい、また手術……。結局十一カ月の入院中、三回も手術をしました。この間、麻酔がどれだけ体に入ったかわかりません。

計算してみますと、この骨折から二年半の間に、鎮痛剤や抗うつ剤、睡眠薬などを併せて一万九千錠も飲んだことになります。その大量の薬が、肝臓ガンを招いたのかもしれません。肝臓は代謝や解毒を行う臓器ですが、あまりにも薬の量が大量だったため、肝臓の処理能力を超えていたのだと思います。

●六つの大学病院で言われた「肝臓ガン、三カ月から半年の命」

　それから二年経った二〇〇九年、お正月に倒れたのです。

　体は冷たいのですが、右の肝臓の辺りだけが熱を持っているような状態でした。手足は冷たすぎて、湯たんぽや携帯カイロ、アンカも効かないほど。それなのにお腹の右側だけがポッポッと熱くて……。病院で「急性肝炎」と診断され、炎症を抑えるために抗炎症剤を処方していただきました。


　ところが五月に病院へ行くと、腫瘍マーカー値が急激に上がっているというのです。一五を超えたら悪性の疑いがある数値が、六〇を超えていましたので、「ガンに間違いない」とのこと。

　CT検査後、ゴルフボール大の腫瘍も見つかりました。二月の検査ではCTに映っていなかったのに、三カ月で急成長した肝臓ガン腫瘍です。

肝臓の三分の二を取る手術を受けるという選択肢もありますが、このスピードですと、もう血液中のガン細胞が全身に回っているだろうし、間違いなく他の部位に転移する。また手術をしたら九五％の確率で肝硬変になる、つまり肝臓が機能しなくなる、と言われました。

もし手術をせず抗ガン剤治療をしても、三カ月から半年の命だとも……。

あまりに突然の余命宣告でした。とても受け入れられません。

肝炎のお薬をもらいに来ただけなのに、突然ガンで余命数カ月と言われても……。何の決断もできません。

「末期ガンという診断はきっと違うはず」と思い、いろいろな大学病院へ行きました。

しかし、最初に行った慈恵医大病院を含め、計六つの大学病院で同じことを言われたのです。

最後に訪ねた病院ではバイオプシー（生検）を受け、腫瘍は「悪性」であることが判明しました。さすがに「もう、しかたがない」とあきらめました。

●おでこに落ちてきた石原先生の本『食べない健康法』

生きることも含め、全てをあきらめて、最後の時を過ごすつもりで、両親がリタイアして住んでいる熱海へ引っ越すことに決めました。二〇〇九年七月のことです。

そのころは肝臓ガンが進行して、いつも気持ちが悪く、全身が痛くて、すべて引っ越し業者さんにお願いしないと引っ越しができない状態でした。

でも「本だけは自分で整理します」と、お願いしておいたので、ベッドの横に積んでおいた本を、崩れてきたら危ないからと床に下ろそうとした瞬間、一冊の本が落ちてきて、おでこにぶつかったのです。

それが石原結實先生の『食べない健康法』でした。

この本は、五年前に元姑（元夫の母）にいただいたものでした。弁護士をしている元姑は、膵臓ガンだったクライアントのために遺言状を作る仕事に携わったものの、ご本人のガンが治ってしまったそうです。

「断食でガンを治したんですって。本当かしら」と言いながら「あなたが好きそうだから」とその本を私にくださったのでした。


実は私は三一歳のときに腎機能不全を患っており、「このままだと人工透析しかない」と言われたのですが、たまたま出会ったマクロビオティック（玄米菜食）で、薬を使わず治したのがきっかけで、マクロビオティックにのめり込んでいたのです。

講師の資格も取り、一時は一二〇〇人もの生徒さんを抱えていました。でも、ガンになってしまって……。マクロビオティックをやっていたなんて、言えないですし、周囲の私に対する信用はガタ落ちでした。

石原先生の『食べない健康法』の本のことは、内容も、存在自体もうろ覚えでした。でも、改めて読んでみると、まったく別の本のように感じたのです。

著者である石原結實先生にお会いしたくて、翌日、早速調べてみました。クリニックに予約の電話をしたのですが、「三年半待ちになります」と言われ、「三年半後、私は生きているかしら」と途方に暮れてしまいました。

でも、何とかツテをたどって、石原先生が経営するヒポクラティック・サナトリウム（保養所）を一カ月半後に予約することができたのです。

伊豆にあるこのサナトリウムは、人参りんごジュースで断食しながら健康増進をはかる施設です。

電話で石原先生とお話した際に、「私の本を持っているなら、ここへ来る前に、朝の人参りんごジュースや体温を上げる方法を実践できますか？」と言われ、さっそく実行することにいたしました。

●「あなた、治りますよ」

石原先生の本に従い、実践をすぐに始めたのですが、まず初めて飲んだ、しぼりたての人参りんごジュースの美味しさには本当に驚きました。

さらに、朝の人参りんごジュースと一日一〜一・五食という食生活に変え、体を温めることを心がけるようになってから、めまいと吐き気が止まったのです。

「すごい！　これだ！」と思いました。それまでは、まるで部屋が揺れているかのような激しいめまいに悩まされていたのです。

サナトリウムに入る一週間前に四一度もの高熱を出しました。石原メソッドを始めて四〇日目くらいだったでしょうか。

かなり心配になって石原先生にお電話してお聞きすると、「よかったですね。ウィルスの力を借りて体を殺菌しているのですから、心配はいりません。解熱剤は使わないでください」と言われました。

両耳の下から首にかけての熱が上がる道を冷やし、熱が下がる道であるうなじは温めるようにしました。「そうすれば、高熱で脳細胞をやられることはないから」と教えていただいたからです。

「ガン細胞は三九・三度で死滅するから、高熱が出るのは大手術をしたのと一緒なんです」とも教わりました。


熱は三日で下がったのですが、その後、私の体は次々といろいろなものを排泄し始めました。

真っ黒なタール便、脂のかたまり、血液の膜に包まれたイクラ状の粒々……。

一日にトイレにこもった最長記録は、なんと一〇時間でした。トイレに充満した猛毒臭で、大きな蚊が二匹死んでいるのを発見し、「私の体はそんな猛毒を溜め込んでいたのか」と愕然としました。

その後、ようやくサナトリウムでの二週間の断食生活が始まったのです。

サナトリウムに入った翌日、石原先生の初めての診察を受けたのですが、私の顔を見て「あなた、治りますよ」とおっしゃったのです。もう嬉しくて嬉しくて！

でも「医者である私でも治せません」と。そんなことを言うお医者さまは初めてでしたので、びっくりしました。正直、「この先生で大丈夫かな？」と思ったのも事実です。

けれどもその後、石原先生はこうもおっしゃったのです。

「あなたにしか治せません。あなたが作った病気なんだから、あなたが治すのです」と。

それは衝撃のひとことでした。

「どうすればいいのですか？」と伺うと、「今飲んでいる薬は？」と聞かれました。そのころ、私は一日に一六錠の薬を飲んでいたのです。

石原先生はそれをパッと見て、「睡眠薬？　眠れないなら起きていればいいのです。鎮痛剤？　痛いのは生きている証拠です。抗うつ剤？　憂鬱ならいくらでも落ち込んでいればいい。胃腸薬？　胃が悪くなってから飲めばいい」と、すべての薬を飲むのを止めるようにおっしゃったのです。

「肝臓ガンなのに、こんなに薬を飲んでいたら治るわけがない」と。

私はサプリメントも好きで、マルチビタミンなどいろいろ飲んでいたのですが、先生に「効くと言われるものは全部やめたほうがいいですよ」と言われました。

そして、人参りんごジュースと生姜紅茶を飲むように、とも言われたのです。

知らず知らずのうちに、薬や現代医療に頼り切っていたことに気づいた私は、一大決心をし、一切の薬をやめることにいたしました。

●体中から出てきた脂、目やに、鼻水、水様便

ところが、鎮痛剤を一気にやめたための痛みは、ハンパではありませんでした。でも石原先生は、「痛みで死んだ人はいません。痛みは、細胞が生きている証拠です。タオルでも噛んでいなさい」と素っ気ないお返事でした。そうやって薬を抜きながら一日間、サナトリウムで過ごしました。人参りんごジュースと生姜紅茶、具なしのお味噌汁だけの生活。

最初は、シャーシャー水を吹くような便が出ました。しかもだんだん便の色が変わってくるのです。茶色からオレンジ、黄色というように。黄色い水様便が出たことをお話すると、石原先生は、「良かった、良かった。これからはどんどん歩いて運動するように」と言われました。黄色い水様便が出るのは、体温が上がり始め、血中のコレステロールが溶け出して排

泄し始めたということなのだそうです。

続いて、体中の毛穴からどんどん脂が出てくるようになりました。お風呂に入れば湯船に虹色の脂が浮きますし、髪はポマードをつけたようだし、体中はオイルマッサージを受けたようにベトベト。

頭皮の脂は、脂溶性の強陰性毒・抗生物質、食品添加物、白砂糖が排毒された証なのだそうです。

さらに大量の目やにや黄色い耳ダレが出たり……。さらに脳みそが溶け出したかと思うほどの黄緑色の鼻水が三日三晩出続けるなど、あらゆる排毒症状が次々と起こりました。

そのころにはもう何が出てきても驚かなくなっていました。

体温を測ってみると、午後でも三五・一度しかありませんでした。「午前中に測ったら三四度台前半ですよ。あなたのガンの原因は『冷え』です」と言われました。ガンの原因が「冷え」？　だなんて、その時はまだ信じることができませんでした。

最初、私は半身浴もできませんでした。体温が低すぎて、湯あたりや、めまいを起こしてしまうのです。足首から始めて、次は膝まで、というふうに少しずつ慣らしていきました。

私たちは体温プラス四・五℃のお湯に浸ると気持ち良いと感じるのだそうです。

私は体温が低過ぎることで、湯船に浸かるのが、不快だったのです。

●あなたの体には全然塩が足りない

また石原先生は「あなたの体には全然塩が足りない」と言われ、天然塩を袋ごと渡されました。「これを美味しいと感じるだけ、いくらでも好きなだけ食べなさい」と。

腎臓病ケアで、二〇年、減塩生活を続けていたのです。

石原先生が言われるには
「地球上の生命体で塩を必要としない生命体は、存在しない」とのこと。

砂糖は摂り過ぎることが起こるけれども、天然塩なら苦味を感じて食べ過ぎることができないし、摂り過ぎだとしても、汗や尿として排泄できるので、摂り過ぎる心配はない、と。

石原先生から説明を受け、恐る恐る口にしたお塩……そうしたらお塩が美味しくて美味しくて。体が欲していたんですね。


それと並行して、あつあつの生姜湿布の手当も受けました。全身に生姜湿布を貼り、上からアルミホイルで覆ってもらったのに、三日間、汗が出なかったのです。

三日目にやっと少しショッパクない汗が出だしたら、すごい悪臭でした。

それからどんどんショッパイ汗が出るようになりました。それまでは塩が足りなかったため、体内のミネラル・バランス量を守ろうとして汗が出せなかったのです。

サナトリウムに入る前の高熱を出した時に三〇〇〇まで上がった腫瘍マーカーですが、一一日間の断食後には、六〇を切っていました。

さらに九月の検査では腫瘍マーカーが十五を切るという結果に。

「どんどん血液がきれいになってるんだ！」とうれしくなりました。

その後も、滞在期間を短くしながら毎月サナトリウムへ通いました。

体の細胞が元に戻ろうとする痛み

十一日間のサナトリム生活後も、私の体の中で起こる排毒作用は終わりませんでした。

長い間、飲み続けていた大量の薬とサプリメント、足の骨折の治療のために打たれた麻酔などが、体の中で毒素として溜まっていたからだと思うのですが、すべての体の器官が正常に戻ろうとして、さまざまな排毒作用が起こったのです。

体の神経が元に戻ろうと、歯から手足まで全身が針で刺されるような痛みに見舞われたり、舌が味覚障害をおこしたりしました。

石原先生によると「薬で断たれていた神経伝達機能が正常に戻る過程ですから何の心配もありません」とのこと。ひたすら痛みに耐える毎日を過ごしました。

それ以外にも、目に見える景色がすべてモノクロになり、失明を覚悟しましたが、黄色→オレンジ色→赤→グリーン→ブルーと、色彩豊かな景色が戻ったのです。永遠とも思える一週間でした。耳鳴りに襲われ、金属音や電子音のようなノイズが二四時間響き、気が狂いそうになりました……。それらも今思うと体が正常に戻ろうとする排毒作用だったのです。

ガン完治。自分の力で末期ガンを治すことができるんだ！

二〇一〇年七月の検査では、腫瘍マーカーはほぼゼロとなり、レントゲン写真でもガンの輪郭がぼやけてきていました。さらに三カ月後の検査では、以前あったガンが、毛細血管の塊に変わっていたのです。それは、ちょうどマリモのように見えました。

病院では

「これは一体何だ⁉　新しい異常だから、さらに検査を」

と言われたのですが、体調もとても良かったので、石原先生にご相談しました。石原先生は

「それはすごい！　新しい血管を作って、細胞を再生しようとしているんですよ。完治だ！」

とのこと。

嬉しかったのですが、さすがに「完治」という言葉には「そうかなあ」と思っておりました。さらに三カ月後には、その毛細血管の塊も跡形もなく消えていたのです。

「自分の力で末期ガンを治すことは本当にできるんだ！」と、人体の神秘に心が震えるほど感激しました。

●ガンは十三カ月で、腎臓は三年で治った

肝臓ガンが治ったら、次に私の体の自然治癒力は、二五年来の花粉症や二〇年来悪かった腎臓を治しにかかりました。

体というのは、生きるための最優先課題から順番に解決していくのだなということを実感したのです。

石原先生には初診の時に、「肝臓が悪くなる前、腎臓が悪かったでしょ」

と言い当てられていました。腎臓の機能が低下すると、その働きを肩代わりするために、肝臓に負担がかかるのだそうです。

腎臓の病気で利尿剤を使っていたことも、肝臓には負担だったと思います。

まず、二五年来の花粉症の症状が吹き出し、顔がまっ赤に腫れ上がりました。毎年、花粉症の季節の前には必ず抗生物質を飲んで症状を抑えていたのが、一気に排毒が始まったようです。

帯状疱疹も次々と四カ所に出てきました。石原先生によると、帯状疱疹も腎虚、つまり体に余分にたまった水毒が原因とのことでした。大量の鎮痛剤で麻痺していた神経を蘇らせる働きもあるそうです。

帯状疱疹は痛いなんてものではありません！　皮膚の表面が少しでも何かに触れると激痛が走るので、皮膚を石膏みたいに固める軟膏薬だけを塗り、痛みに耐えました。

帯状疱疹はたったの一〇日間で全部消えましたが、その後、肩こりや腰痛が出てきました。

「痛いのは、神経をブロックしていたものが取れ、元に戻ってきたからです」とのこと。

鎮痛剤を止めて一年半が過ぎても、鎮痛剤がまだ残っていたのですね……。

そして、おしっこの色がどんどん変わっていきました。白、黄緑、赤、茶色……。

でも石原先生には「血液検査上も何ら問題はなく、体温が三六度を切っていないから大丈夫です。何らかの病気が進行して出ている症状では、ありません。快癒に向かっていると思われます」と言われました。

生姜紅茶のような錆びた茶色のおしっこが続き、背中の鈍痛は局部的な痛みに変わっていきました。やがて右下に降りてきた痛さはハンパではなく、まるで体の中をとんがったフォークで刺されているような感じでした。トイレに駆け込みましたが、冷や汗がダラダラ流れ、どんどん体が冷たくなってきます。

「このままトイレでパンツを下したまま死んでいくんだ……」と切ない気持ちでした。ですが、救急車を呼ぼうにも動くことができません。

突然、「体の中で、何かが外れた」という感じがしました。

その後大量の血尿が出て、冷や汗が少しずつ止まってきました。やがて何とか膝をつきながらトイレから出ることができました。まるで一晩中トイレにいたように思えたのですが、全部でたった一五分くらいの出来事でした。

翌日、トイレの底にスプーン三杯分くらいの白っぽい砂がたまっていました。石原先生にお聞きすると、「白いのなら腎臓からですよ」と。どうやら腎臓にあった結石が星砂状になって出てきたようです。

それが二〇一二年の一一月のことです。

ガンは一三カ月で治ったのですが、腎臓が治るのには三年かかりました。

この時以来、体の痛みも全部消えて、すごく元気になりました。

体温もずっと三六・五度以上をキープしております。

●「ガン患者は一日一食でいい」

今でも食事は昼か夜に一食です。

ガン患者は一日一食でいいと石原先生に言われました。「食べ過ぎはガン細胞を養っているだけ」なのだそうです。

一日に一食、集中して食べると、残りの二三時間は、ほぼ断食状態になります。もし途中でお腹が空いてしまったら、チョコレートやキャンディ、ドライフルーツやナッツをつまんだりしてお腹の虫を養っています。

人間の体には体内時計が備わっていて、

○午前四時～十二時は排泄の時間
○十二時～午後六時は消化の時間
○午後六時～午前四時までは吸収の時間
なのだそうです。

そういう意味でも、一日一食というのは理にかなっているのです。


マクロビオティックは卒業してしまいました。

ごはんは玄米を続け、野菜中心の食生活をしておりますが、魚・エビ・イカ・タコ・貝類もいただきます。

牛・豚は食べませんが、鴨やチキン、卵（有精卵）やチーズはいただきます。

石原先生は「有精卵は、あたためれば命が生まれますが、無精卵はあたためると腐ります。そのくらいの差があります」とおっしゃっています。

たとえば昼間に「シュークリームが食べたいな」と思ったら、食べるのを我慢する必要はありません。晩ご飯のデザートまで延ばすだけでよいのです。だからとても幸せです。食べたいものを食べられなかったマクロビオティック時代は、食べられないものを量でカバーしていたのだと思います。朝ごはん・お十時・ランチ・お三時・夕食・夜食……。安全で体に良いというお菓子やスナックをたくさん食べていましたから。

朝ごはんをジュースに替えて、お昼ごはんの量を半分にするだけで、一・五食分の量になります。夜は今まで通り食べ、お酒を飲まれる方は晩酌もよいので、難しくありませんし、長く続けることができます。

一日三食を一日一・五食にすると、腹五分目ということになります。

腹五分目にすると、今かかっている病気の半分は消え、一日一食にすると、九五％の病気が治ってしまうのです。

実は、私のガン治癒体験は九五％のなかの一人、一例でしかない「奇跡」ではなく、誰にでも起こり得る「希望」なのです。

●生きることが神様任せ、天任せになった

ガンになって余命宣告を受けた当時、年は越せないだろうと思っていたので、死ぬ準備ばかりしていました。ですからガンが治って助かったとき、素直に喜べませんでした。

仕事も整理してしまっていましたし、正直なところ、恐怖心と不安でいっぱいでした。「これからどうやって生きていけばいいんでしょう？」と問うと、石原先生は「そんなの知りませんよ！」って笑っておられました。

でも余命宣告されて幸いだったと思います。

「死んでしまうんだ」と思ったら、まず人ってモノの整理をしますよね。そのとき、遺品として残って恥ずかしくないか、ということが基準になります。

片付け始めたら、持ち物は九割減ってしまいました。

それまでの私は、かなりの強欲だったのです。でも執着心を失ってしまいました。死んでいく時には、お気に入りのハンドバック一つ持っていけませんから。

そして、生きることが、神様任せというか天任せになりました。生きるというより生かされるという気持ちです。

死を迎えにこられるのであれば「ありがとうございます」ですし、もし、生き延びることができたら「どうぞ私を神様の道具としてご自由にお使いください」と、今はそんな感覚で毎日を過ごしております。

私はクリスチャンなのですが、旧約聖書のヨブ記の中に「不幸をいただく」という私の好きな話があります。

家族や財産に恵まれて幸福だったヨブは、すべてを失い、重い病気にかかります。信仰も厚いヨブは、「何も悪いことをしていないのに、なぜこんな目に遭うのか」と嘆くのですが、神さまから、「私の与えることに文句を言うのか」と叱られてしまいます。

やがて「今までこれだけの幸せをいただいたのだから、神様がご用意くださるなら、不幸も喜んでいただこう」と思えるようになるのです。

不幸をも喜んでいただく。とても新鮮な気持ちになります。

と、お行儀よく書いておりますが……その後、心を改めたヨブは、以前にも増して豊かに幸せに、神様がお養いになった！　というくだりに、私の心が動いたことを正直に告白します。

骨折という大怪我をしたために仕事を失った私は、その原因は自分にあるのに、「こんなに頑張ってきたのに、どうして私ばかりが」とネガティブな方向にばかり考えていました。その思いがガンになったのかもしれません。

でも、生きるか死ぬかというところまで追い詰められ、「そんなことはどうでもいい」「嘆いてもしょうがない」と思えるようになったのです。

最終的に生に対する執着も手放すことができたのかもしれません。

ガンになって良かった、とまでは言えませんけれど、ガンが人生の大きな転機になったことは間違いありません。

四章●ガンは自分で治す！

●私の会った、ステキなガン克服者たち

今や日本人の二人に一人が生涯を終えるまでにガンにかかります。つまり他人事ではない時代になりました。

一方、医学の進歩も目覚ましく、新しい処置法や新薬が次々と開発されています。なのに、ガンは死亡原因断トツの一位、不動の一位です。

二〇〇九年に『ガンは自宅で治す!』を上梓して以来、さまざまな形でガンと向き合う方と出会ってきました。

ガンを完治された方、健康を維持しながらガンと共存されている方、今まさにガンと真正面から向き合っている方……、そして、旅立たれた方……。

偶然だとは思いますが、亡くなられた方々は、知るかぎりで全員が抗ガン剤治療中、もしくは、長きにわたって抗ガン剤治療を受けられていた方です。

今や、手術と抗ガン剤治療はセットで標準治療と呼ばれているのに、です。

ガンの治療法は、自らが情報を集め選択をする時代になりました。

自ら生き延びなくては！　サバイブ＝克服しなければなりません。

私は、今思えば幸い、西洋医学的処置では手に負えない末期ガンでした。

光を求めて、石原結實先生の元を訪ねたことで、今、生きています。

石原先生のメソッド以外にも、身体を傷つけることなく、傷めることなく、ガンを完治させている方が存在します。

この、「存在する！」ということが素晴らしい。ゼロではないのですから。

神秘的な治癒体験者もいらっしゃいます。

ガンも一種の生活習慣病です。生活を改善することで、治癒ができるのです。

ガンは治る病気、とは申しませんが、ガンは治せる可能性のある病気です。

身体は、間違いなく治りたがっています。

人間の体内には、「体内宇宙」とも呼ぶべき、神秘的な力が必ず働いています。全ての病気は自分にしか治せません。

自らの治癒力が、自らの美しい血液だけが、身体を健康へ導きます。

では、美しくガンを治したサバイバーを、ご紹介します。

●温泉湯治でガン痛が消える

ルリ子さん（五〇代・米国サンタモニカ）

久しくさせていただいている石鹸会社の社長様より「友人のお嬢様が、アメリカからガン治療で帰国中だが、思わしくない。会って話をしてくれないか」とお電話をいただきました。

ちょうど翌日から、万座温泉へでかける予定でしたので、「調子が悪いの……」と話されるルリ子さんを、無理やりお誘いしました。

翌日お目にかかって、大後悔。歩くこともままならない全身痛です。あらら～っ、どうしましょう……。

三年前に乳ガンの乳房温存手術を受けられ、ホルモン剤投与を続けておられました。

驚くことに、アメリカでは、乳ガン切除手術が日帰り……ご自分でキズの消毒もされたそうです。

しかも費用が、三〇〇万円。大変です……。そして、この夏に、逆側の乳房にガン再発、しかも、骨とリンパ節にも転移があり、どうしようもない痛みを抱えておられたのです。

バスの座席に座ることもおツラそうなルリ子さん。まず初日は、万座温泉で温まるだけ温まり、横になっていただきました。

二日目からは、可能な限り温泉で過ごしていただき、朝・昼の人参リンゴジュースと夕食を少し召し上がれるまでに快復。

三日目には、歩いておられます!

そしてチェックアウトの五日目には、他の方のお世話をやけるまでお元気になられたのです。鎮痛剤が効を為すまでに快復。今までは、鎮痛剤も効かない痛みでしたのに。

東京に戻られてからは、東京放射線クリニックで、コータック療法を合わせた放射線治療を一カ月間受けられ、なんと骨の痛みが消えてしまわれたのです。

サナトリウムへも滞在され、石原メソッドも体得してのサンタモニカ帰国となりました。

日本古来の温泉療法が、ルリ子さんのガン治癒の道への突破口となりました。

「痛みは冷えているサイン。温めなさい！」と石原先生は、常に言われていますが、本当です。

痛みの伴うガンを抱えている方も、温泉に入っている間は、〝痛くない〟と言われます。

また群馬県万座温泉・日進館は「ガンに効く！」の口コミで、ガンサバイバーが大勢湯治に集まります。

しかもガンサバイバル時期が長いこと……「二八年前に胃ガンの手術をして」とか、「三五年前に子宮ガンの手術をした」等々……それって完治してるのでは？　と、お風呂端でお喋りしています。

日本は地震というリスクを背負う反面、豊かな温泉に、日本中が恵まれています。

毎日、鎮痛剤を飲み続けるよりも、古くて新しい「温泉湯治」での「ガン湯治」を、見直していきたいです。

●胃ガンが消えて、四〇代後半でベイビー誕生

ミホコさん（四〇代・ミラノ）

ミホコさんは、ミラノで活躍中のソプラノ歌手です。

一昨年の春に胃ガンが発覚。ちょうどオペラ来日公演で東京に滞在中に、ご紹介いただきました。

一〇日間の滞在中のサナトリウムの予約が満室で叶わず、石原結實先生の著作を五〇冊抱えてミラノへ帰国されました。

ミラノでは、オーガニックの人参やリンゴは豊富にあるのですが、フレッシュな生姜の入手が難しく、パウダーの生姜を使いながら、「石原メソッド」（一日一〜一・五食）を続けられました。なかなかダイエットが続かなかったのが、理想の体重にも、苦労なく達成し、ソプラノ歌手としての声の質も

上がったように感じたそうです。

半年目、病院に検査に行きますと、血液の状態がすこぶる良く、胃の腫瘍も様子を見ることとなりました。

そして、一年目、なんと胃ガンと診断された腫瘍が見当たりません。

消えてしまった？

これまた様子を見ることになりました。

体調も良く、朝の寝覚めも素晴らしく、毎日活動的に過ごされました。ただ、生理が止まってしまいました。年齢的に四〇代も後半に入り更年期を迎えたためかと思っておられました。

そうこうしての三カ月後、お腹が出てきて、食の嗜好性にも変化が表われます。まさか？　と思い、婦人科で検査を受けましたら、なんとなんと、妊娠五カ月目だったのです！

ご結婚一七年目にしての快挙！　念願のお子様に恵まれたのです。ツワリもまったくなく、スクスクと育ち、今年の五月に無事にご出産されました。

お名前は〝マリアちゃん〟。でも、マリアちゃんは、お腹にいる時に、パパとママから〝イシハラ・ベイビー！〟と呼ばれていたそうです。

石原先生がよく「人参ジュースは、妊娠ジュース！」とオヤジギャグを飛ばしておいでですが、ギャグではなく、真実でした！

そうそう、かのハリウッドスターの小雪さんも、石原先生のクライアントです。

●手術予定日から六カ月、子宮頸ガンが消えた

かずみさん（四〇代・神奈川県）

横浜にお住まいのかずみさん。海外の航空会社のキャビンアテンダントとして活躍されていた才色兼備の女性です。

ご勤務先のガン検診で再検査を受けるように指導があり、子宮頸ガンが発覚してしまいます。

かずみさんのお母様をはじめ、ご親戚にガンが多く、皆さん手術をされ、抗ガン剤治療を受けて毎年のように亡くなっていました。

かずみさんは〝何だかおかしい！〟と思われました。叔母様が、腎臓移植後の健康維持のために石原先生の健康法を実践しており、一〇年来のクライアントでした。

叔母様の強いすすめで、手術前にサナトリウムでの断食四日間を体験され

ます。

石原先生は初診のときに、「手術したらいいのに……」と言われ、「えーっ。したくないんです」（かずみさん）、「何で、したくないの？」（石原先生）、「理由は、わからないです。どうしてもしたくないのです」（かずみさん）という不思議な問答のようなやりとりがあったそうです。

最後には石原先生に「あなたは、治りますよ！」と、強く言われ、かずみさんは、「石原先生に試されたのかしら？」と思われたそうです。

四日間の人参リンゴジュースだけの断食生活を体験し帰宅した翌朝「破水？」と思うような、大量なお水がおねしょのようにデトックスされたそうです。しかも二回も！

そこから朝とお昼は人参リンゴジュースと生姜紅茶、食事は夕食だけの、一日一食生活をスタートさせました。

夕食も、自分で作った食事以外は、一切口にしませんでした。玄米ごはんを主食にし、肉類、乳製品、卵は食べずに過ごしました。

他には、石原先生から紹介された東洋気学の先生から習った「体内に流れるガンの気を、浄化する」呼吸法を、朝と晩に三〇分ずつ続け、寝る前には、今日一日の生命のあったことに感謝を捧げました。

ご主人とお嬢様の朝食やお弁当作りを毎日しながら、「自分は食べない！」生活。相当の精神力を要することと思います。

一緒にカフェに行くと、パッとバッグの中からポーチが出てきます。中は、生姜とスプーン型のすりおろし器！　常にマイ生姜を持ち歩き、紅茶にはもちろん、お料理にもシャッシャッと生姜をすりおろして、パッパッとふりかけておられます。

「生姜を持ち歩く」ことに感動しました！

血液が浄化され、体温も上がり、体調も整い、手術予定日からちょうど六カ月目、なんと、子宮頸ガンが消えてしまいました。

かずみさんとお会いして思うのは、「とにかく明るい！」こと。かずみさんがいるだけで場が明るくなるような「華」をお持ちなのは、ご本人の素養だと思いますが、ガンがわかってもそれに負けず、ガンとも明るく向き合われていました。

そして、かずみさんの一番の美徳は「決断力」です。叔母様から「自分で決めたことを、信じ抜いて！」とアドバイスもありましたが、「決断」したら「迷わない！」こと。

かずみさんを「決断」に導かれた石原先生も素晴らしい！　ことはもちろんなのですが、かずみさんの「決断力」と「実行力」が、最短で最も美しいガン完治へと導かれたのです。

●歌って消えた子宮体ガン

聡子さん（三〇代・沖縄県）

宮古島でお会いした聡子さん。

色白のグラマーな美人さんです。一年前に子宮体ガンと白血病の併発で、西洋医学的な処置では、為す術がないと、見放されてしまいました。

お仕事は、作曲家にして演奏家です。ガン宣告後に感じた生命への愛おしさを曲にして歌って過ごされていました。

この歌が、人に人を呼び、口コミで演奏を頼まれ、ガンと向き合う方たちとのコミュニケーションが築かれました。

人生のピリオドが近いことを知ったことで、人生の毎瞬毎瞬が輝くようになったそうです。歌うことが楽しくて幸せで、聞いて下さる方が有難くて、愛おしくて。

ガン患者の人と出会えば、共に泣き、支え合って過ぎた一年。

どうしたことでしょうか。子宮体ガンも白血病までもが完治してしまったのです。今では手術を不可能にした白血病が愛おしく思えるそうです。

私は聡子さんから、大きな気づきを学びました。聡子さんの手は、ひんやりと冷たく、食事も朝昼晩と楽しまれ、おやつも欠かさない……食事のコントロールは一切されていないのです。

なのにガンも白血病も消えてしまう!

毎日、〝楽しい～〟〝愛おしい～〟と過ごすことで、自己免疫力が上がられたのだと思います。

「一日一食にしましょう!」

「体温を上げましょう!」

と、うるさい健康オタク家になりそうな自分を、戒める機会となりました。

毎日、ガンのことばかり考えて、クヨクヨオロオロせず、何か心から楽しむ、人生を愛おしむことって大切です。

●世界一周旅行の「楽しくて、楽しくて」という気持ちが全身のガンを消した

ユキコさん（八〇代・静岡県）

熱海でホテルを経営されているオーナーのお母様のお話です。

お母様は、二年前、体の倦怠感を訴えられ、精密検査を受けられましたら、膵臓から飛び出すほどのガンをはじめ、全身に無数のガンがみつかりました。「まずもって存命は難しいけれども、三カ月間、抗ガン剤を全身に打ってみましょう」との診断が病院で下されました。

ご家族の心配をよそに、ご本人は「病院で管だらけになって三カ月間ベッドの上で過ごすなんて、真っ平ご免！」と、三カ月間の世界一周の船旅に出ることを決断されます。それも、ご家族の付き添いを断られて、お一人で、です。

この三カ月間の船旅の間、日頃ご家族から「他人様の目があるからやめてほしい」と止められている昼間からのお酒と、マージャンを思う存分に楽しまれました。どうせ死ぬならやりたいことを思いっきりに！　とのことからだったそうです。

世界一周の旅行は楽しくて、楽しくて、帰国したくなかった、とおっしゃられます。

するとどうでしょう……。三カ月の船旅を終えてから、病院で再検査を受けられますと、全てのガンが消えていたのです。

「楽しくって、楽しくって！」という気持ちは、体の免疫力を上げるのだ、ということを心底痛感しました。

●脳外科の先生に起こった末期の胃ガン自然治癒の奇跡

アキラさん（八〇代・兵庫県）

神戸でお目にかかりましたK子さんご夫妻から、驚きのお話を伺いました。K子さんのご主人の趣味が芦屋口から六甲山をロッククライミングをしながら登ること！　まるで忍者のようなスピードで山頂まで上り下りされてくるそうです。そんなご主人とスピードを同じくする方が、お一人、それがアキラさんです。

アキラさんの年齢は八八歳！　脳外科のお医者様です。三年前に末期の胃ガンで余命宣告を受けられ、西洋医学的処置を施すには手遅れとなり、残す命を、「何かをやりつくしたい……」と、ご近所の芦屋川の清掃を始められたそうです。人の捨てたゴミを見て、腹を立てていたのに、自らがゴミを拾い出してみると、六甲山を登っていてもゴミが気になって仕方がなくなり、ロッククライミング中も邪魔にならない分別ゴミ篭をオリジナルで開発されて背負って六甲山の清掃も合わせて始められました。

続けていると、ゴミがゴミと思えなくなり、次第にこの世で役目を終えた「仏様」に見えてきて、ゴミを拾わせていただける自分が、有難く思えるようになってきたそうです。そして感謝をしながら毎日ゴミ拾いを続けていました。

すると、どうでしょう!

末期の胃ガンが消えてしまったのです。消えたのは胃ガンだけでなく、高コレステロール・高血糖・高脂肪・高血圧と余分なモノが全部消えてしまいました。しかも、体全体がしなやかな筋肉質に改善されてしまいました。

ご自身が脳外科のお医者様なのに、「医者いらず」の自然治癒!

素晴らしい!! の一言につきます。

きっとこの奇跡は誰にでも起こり得るのでは? と思います。ゴミを捨てる側から拾う側になるだけではなく、ゴミを拾うことで精神性を高められた結果ともいえるのではないでしょうか?

「一日一食」、「体温を上げる」といった具体的なメソッドを超えたこの脳外科医のお話に、とても感動しました。

●コータック療法で乳房全摘出といわれたガンが消えた

すみれさん（六〇代・東京都）

高知大学医学部で研究を進められている、「コータック療法」とよばれる切らない治療方法を選択された女性です。

最初に行った病院では乳房全摘出しか選択肢がないと言われ、さらに「全摘出が嫌なら他の病院へどうぞ。今まで二人が絶対に切りたくないといってどこかへ行きました」とまで言われたそうですが、その後、ネットでいろいろ調べて、このコータック療法に行きつきました。

この治療法を開発した高知大学の小川教授は昭和六三年から一年間、カナダのブリティッシュコロンビア州のガン治療センターに臨床研究員として派遣されていた方です。その当時、日本ではまだハルステッド法（大胸筋とともにガンを切除する方法）が主流でしたが、カナダでは、すでに温存療法が主流になりつつあったそうです。コータック療法もこの温存療法の進化した方法といえます。

いろいろなガンに対して、放射線をあてることで、その臓器・組織の形や機能を傷つけずに治療を行う温存療法を選択する患者さんは、近年急激に増加しています。

この放射線をつかった治療とともに、ガンの部位に、過酸化水素を注入して、ガンに含まれている抗酸化酵素の力を弱めてガンの細胞を炭化させるのがこのコータック療法です。これは、小川教授を中心とした高知大学医学部独自の研究から生まれました。

具体的には、進行した皮膚ガンなど表面に露出した病巣に対して、放射線治療のたびごとに患部をオキシドールに浸したガーゼで覆って治療を行うそうです。特に大きな副作用もなく安全に行えるというのも大きなメリットの一つといえます。

現在のところ、対象となるガンは、皮膚や骨・軟部組織の進行ガン、高齢者の乳ガンや、手術を希望されない乳ガンの方に行っており、良好な治療効果をあげているそうです。

すみれさんも、一カ月間入院をしてこの治療を受けました。

二〇二〇年二月現在、治療を受けてから八年が経過していますが、すっかりガンは消え失せ、何事もなかったかのように、高知から帰宅されてすぐに、お仕事や家事に忙しく飛び回っておられます。

手術や抗ガン剤治療を受けていたら、こうはいかなかったと思うと話されています。

今は、ごく一部の病院でしかこのコータック療法での治療は受けられないそうですが、「このコータック療法が全国的に広がり、乳ガン治療といえば手術ではなく放射線と言われるような日がくるのを心待ちにしています」と、すみれさん。

確かに、全国の放射線設備がある病院で、この治療法が取り入れられたら、こんな素晴らしいことはありません。

今や欧米では一〇人に一人、日本では一六人に一人が乳ガンになる時代です。

乳ガン患者の方々が医者まかせにするのではなく、自分で体を傷つけない治療法を選択していただきたいと切に希望します。

ご自身も全くガンに対しての知識がありませんでしたが、自分の病気を通して、誰にでもなる可能性があるこの病気について学べたことは、とても意義のあることだったそうです。

「ピンチはチャンス」という言葉がありますが、病気になって健康にとても気をつけるようになりました、とも。

ガン再発予防のために、日常に「石原メソッド」を取り入れられ、毎朝のスポーツクラブ通いも日課になっておられます。

誰にも惑わされることなく、自分で治療方法を探し、その治療方法を選択してガンから見事に生還したすみれさん、その姿には、気高い美しさを感じます。

●ヨモギ蒸し座風呂で、卵巣ガン完治

裕美さん（三〇代・栃木県）

裕美さんは三〇代、カワイイ五歳の男の子のママです。

二年前に卵巣ガンが発覚しました。ケアマネージャーとしてのお仕事が忙しく、毎日仕事で病院に通いながらもお腹が痛く、妊婦のような腹水がたまっているのに、自分は診てもらえないまま、時間が過ぎました。

抗生物質を使って熱と痛みを抑えても、夜には発熱してしまうのです。四年前の卵巣のう腫の再発だと思っていたのです。

やっと病院での診察を受けられ……卵巣ガンであると告げられます。

緊急手術となり左側の卵巣を摘出し、腹膜播種を掻爬《そうは》の処置を受けました。

三カ月間の抗ガン剤を受け、かつらを買いにいったん退院したときに、立

ち寄った書店で、石原結實先生の『ガンが逃げ出す生き方』を手にされます。読み込まれて感動し、他の石原先生の著作も読み、「何だか、違う‼」と大学病院での手術↓抗ガン剤↓ホルモン治療の標準治療に疑問を持ち始めました。

三カ月の抗ガン剤治療中に、あろうことか、右側の卵巣にガンが転移！しかも子宮にも癒着が見られ、引き続き、右側卵巣と子宮全摘再手術と抗ガン剤治療のレールが引かれました。

再手術の前に、石原結實先生にファックスを出しましたら、直接お電話をいただいたのです。東京のクリニックでの診察のお許しをいただくも、翌日が手術予定日……。

石原先生の診察を受けたくて、どうにかしたい……と思っていたら、手術前検査での肝臓の数値が悪く、手術が日延べとなったのです。しかも、おじい様の他界が重なり、病院から外泊許可もゲット！

晴れて、石原先生の診察です。

石原先生からは、「再手術を受けて、ガンを摘出した後、抜本的な体質改善をされては？」と診断されますが、髪は抜け、体調もすぐれず、怖くて怖くて、とても再手術を受ける気持ちにはなれません。大袈裟でなく「このままでは殺される！」と思ったのです。

まずは一〇日間、石原先生の運営されるサナトリウムで、「人参リンゴジュースだけ断食一〇日間」を体験しました。

その後いったん病院へ戻り、再び抗ガン剤治療を続けながら、病院でも、朝とランチは人参リンゴジュース、夕食は病院食という一日一食入院生活を続けますと、左右の足、ちょうど弁慶の泣き所の辺りがグジュグジュと化膿し出し、ひどくカユくなりました。

二週間後には、すっかり髪が抜け落ちてしまい、意を決して病院を抜け出し、サナトリウムへ駆け込みました。

二回目の「一〇日間人参リンゴジュースだけ断食」中には、石原先生から、一切の肉食と乳製品食のドクターストップが出されます。以後二年間忠実に守っています。

サナトリウムでの断食を続けながら、「ヨモギ蒸し座風呂」(一五七ページ参照)と出合います。

韓国では、婦人科系疾患を「ヨモギ蒸し座風呂」で治す!　という情報を得たのです。試してみると、お腹の芯が温まって動く感触があったのです。

自宅用にマイ「ヨモギ蒸し座風呂」セットを購入して、毎日続けてみました。一週間目には、肌がピカピカで、周りから「何かしてる?」と聞かれるほどに肌のコンディションが上がりました。

二週間目には、頭皮から、髪を染めるヘアカラー剤の薬臭がしたのです。

これはしばらく続きました。

そして、一〇日以上の不正出血ならぬ不正汚物が続くのです。それ以後、生理の時の出血の色がきれいになりました。

一日一食の生活、二年足らずで、卵巣ガンも子宮ガンも消えてしまい、現在に至ります。

「抗ガン剤を自ら体験しているので、ツラさも苦しさもわかります。だから体験者として、抗ガン剤が体に多大なダメージを与える怖さをお伝えしたいのです。私たちの命を奪うことのできる強い薬なのですから」と語って下さいました。

●乳ガンに「里芋パスタ」

典子さん（三〇代・千葉県）

典子さんは、昨年十一月に、自らの触診で、〝ん？　シコリがある〟と、胸のシコリの存在に気づきました。近くの病院での細胞診断では〝腫瘍はあるが、ガンか否かは……〟と大学病院での精密検査を勧められました。

S病院で、ちょっとした手術並みのマンモトール検査を受け、乳ガンであることが判明しました。乳管に拡がるガンでした。片側乳房全摘出手術を言い渡されます。今年の一月のことです。

乳房切除を避けたくてあらゆる情報を集め、万座温泉へ出かけ、温泉湯治と共に「里芋パスタ」（一五八ページ参照）を試してみることにしました。

試すこと、三日間にして、黄色いカチカチのグミベアー状の浮腫が出てきました！　何なのでしょうね？　ガン腫瘍？

以来「里芋パスタ」を自宅でも続け、温泉へも毎月通いました。万座温泉、草津温泉、玉川温泉、奥日光温泉へと、ラジウム泉やイオウ泉を求めて旅行を楽しみました。

玉川温泉ではピンポン玉サイズの黄色い球の水腫れが足の付け根にできて、寝ている間にプチッ！　と潰れてしまいました。

奥日光温泉では、足にまた黄色いグミベア状の浮腫が出てきました。

食事は、石原先生のご指導を受け、朝は人参リンゴジュース、ランチはお蕎麦か玄米のおにぎりで軽くすませ、夕食を肉食と乳製品以外で楽しんでいます。

七カ月後の病院の検査では、ガン腫が小さくサイズダウンしているのを診て「ガンではなく乳腺症であったのでは？」と言われるまでになったのです。

マンモトール検査を痛い思いまでをして受けたのに?

九カ月後の検査では、サイズが半分に!

「乳腺症でしたね!」と確信されました。ガン腫瘍は、大きく成長は遂げても、退縮はしない、と考えられているのです。

それに担当医師は、処方しているホルモン剤が効いていると、思い込んでいます。

「実は、私……飲んでいないのです。はじめの二、三回は飲んでみたのですが、気分が悪くなるので、止めてしまいました」とのこと。

石原先生のご診察でも、「もうあなたのガン腫瘍は、とても柔らかくなっているので、心配ない」と太鼓判をいただいています。確かに硬かったガン腫は、触診ではわからないぐらいに柔らかになりました。

果たして、ガン腫が、乳腺症を経て治癒するのかどうか、未知ではありますが、「もうガンではない!」という事実は、あんなにも怖くて仕方がなかったガンに対する恐怖心から解放されました。

そして今は、温泉だけでなく、三井温熱療法にも通い、温めレメディ生活を続けておられます。

●脳出血には「豆腐パスタ」

芳子さん（七〇代・埼玉県）

芳子さんは、優雅な身のこなしでフラダンスを踊られる美しいマダムです。
昨年、転倒がきっかけで、脳内出血を起こし、病院でも半身不自由な身に、涙されていました。

いろいろな情報を集められたお嬢様が、芳子さんに「豆腐パスタ」を勧め、手当をしてくれました。

初日、お豆腐は真紫色の悪臭を放つ汚物と化し、数時間毎に、一日に五回も「豆腐パスタ」（一六〇ページ参照）は取り換えられました。
二日、三日と、取り換える回数が減り、一週間で「豆腐パスタ」は腐らずに、白く固まるように変化しました。するとすると、半身のマヒが治ってしまったのです。

にわかには信じ難い話ではありますが、「お豆腐」は脳の出血疾患に効をなします。

ガン・サバイバルのお話ではありませんが、「ホーム・レメディ（自宅療法）・ストーリー」として、ご紹介しました。

今では、芳子さんは、フラダンスを再開し、インストラクターとして、フラダンサーとして活躍されています。

もう一生踊ることはできない……と諦めていた人生を、「まさか、お豆腐に救われるだなんてね」と、チャーミングに笑っておられます。

人参・リンゴに、生姜、里芋、お豆腐、彼岸花、ヨモギ、そして、温泉。

こんな伝統的なメソッドが、実は、私たちの体を抜本的に癒す力を持っているのは驚きです。

古くて新しい、伝統的なメソッドが、見直され、積極的に取り入れられることを望みます。

生姜や里芋、お豆腐を、たくさん食べて体内に大量摂取し、たとえ全身に貼ったとしても、深刻な副作用や後遺症が残ることは考え難いです。

伝統的なメソッドは、日本だけでなく、世界中で伝承されていると思います。このような伝承医療にスポットライトが当たる近い未来を信じております。

五章 ● 美しく闘い抜いた天使たち

●抗ガン剤で失明

みどりさん（三一歳・山口県）

〝娘を助けて下さい！〟みどりさんのお母様から悲痛なお電話をいただきましたのは、一昨年の一二月です。

春に社内検診で子宮に筋腫があることが発覚、その後、大学病院での検査を続け、子宮ガンであると診断されます。

夏には、子宮全摘出手術を受け、標準治療と呼ばれる、抗ガン剤治療中の三カ月目に、卵巣への転移が見つかります。

ただちに再手術を勧められ両方の卵巣も摘出。引き続いての抗ガン剤治療中の一カ月目に、みどりさんは、脳梗塞を起こして、半身不随となってしまいました。

お母様が、抗ガン剤治療のストップを求められましたが、医師から「抗ガン剤を止めたら、死んでしまいますよ！」と、言われました。

その翌日、みどりさんは失明してしまいます。医師を問いつめると「抗ガン剤の副作用です」と、軽くあしらわれてしまいました。

その時に「石原先生に往診してもらえませんか？」とお電話を受けました。「まずは退院され、新幹線に乗れるようになってから……」とお返事を差し上げた翌週、みどりさんは亡くなりました。

死因は、心不全です……みどりさんは、八月から入院を続け、五カ月間に渡り抗ガン剤を週に三本点滴を受け続けられました。

みどりさんのベッドの下には、ぶ厚い黒いゴムのマットが敷かれていました。

抗ガン剤が床にこぼれると、床材が溶けてしまうからだそうです。床材が溶けてしまうような強い薬を、体内に摂り込んでも大丈夫なのでしょうか。

また、私が骨折入院中の折、ナースが重装備なのに驚いて、〝何の支度？〟と聞きますと「患者さんの抗ガン剤の振り分け中」と！　フクシマでの作業員レベルの重装備です。

「抗ガン剤って、本当に抗・ガン剤？」と、根深い疑問を持っております。

●レモンイエローの天使

ミリさん（四〇代・東京都）

ミリさんとのご縁は、昨年の春、東京でのセミナー会場でした。スレンダーなモデルさんのような美人です。七年前に、子宮ガンを全摘。その後、卵巣、乳房、大腸、肺へと転移し、手術と、抗ガン剤治療を七回繰り返していたのです。

サナトリウムへもご一緒しましたが、秋に肝臓への転移が見つかり、抗ガン剤治療を、再スタートされました。

半年間の抗ガン剤治療を終えられて、再会しました時には、息をのんでしまいました。ガリガリに痩せ衰えられ、肌がレモンイエロー色なのです。全身が黄疸です。白目も、まっ黄色……。

悲しくなりました。あんなにも食事に気をつけられていたのに。温泉で湯治もしました。有名な鍼の先生とのご縁にも恵まれました。

その二カ月後には、腹水が溜まり始め、みるみる臨月のような腫れ方をしてしまいます。眠ることも苦しく、歩くことも不自由となり、転んでおデコを切ってしまい、外科処置を受けた、その夜から眠り続けられ、天国へ旅立たれました。

麻酔がツラかったのかしら？　ミリさんは、計七回のガン腫摘出手術と、その度に標準治療として抗ガン剤治療を続けられました。

温泉にご一緒しました時、切り刻まれたボディーに、泣けました。

こんなにまで、ガンと闘ったのに乗り越えてきたのに。何かが間違ってはいないでしょうか？

〝標準治療〟って何なのでしょうか？　何をもって〝標準〟と呼ぶのでしょ

うか？

偶然かもしれませんが、私がご縁をいただき、ガン治療にエネルギーを注がれながら無念にも他界された方は、全員が、抗ガン剤治療を集中的に、もしくは、長期的に受けられた方だけです。

自分が抗ガン剤治療を受けておらず、その効果もダメージも未体験ですので、うかつなことは申せませんが、亡くなる方は、全員が抗ガン剤治療中、もしくはその後遺症と思われる方です。

●「丸山ワクチンをお願いします」

学さん（三〇歳・三重県）

学さんと東京駅でお会いした時に、〝人ってこんなに痩せることができるんだ……〟と不謹慎にも思ってしまいました。

理科の実験室の骸骨見本に、茶色いラップを巻いたようなのです。

お話を伺うと、二九歳で右側に肺ガンが発覚、手術で可能な限りガン腫を摘出され、その後、抗ガン剤治療で、毎週病院へ通われました。

八カ月目に、左側の肺の転移とリンパ腫が無数に発覚。手術ができず、抗ガン剤治療が強化され、週三回に。

東京には、丸山ワクチンの手続きに来られていました。

〝最近、動くことがツラいんです……〟と、ポツリと言われます。そりゃ、そんなに痩せていたのでは、おツラいと思います。

一八歳で、大学入学と同時に、和歌山県から三重県に。独り暮らしがスタートしました。

一〇年間、毎日毎食が、コンビニ弁当かカップ麺。

肺ガン発覚と同時に、喫煙習慣は止められています。お目にかかりました翌週、他界されました。発覚から九カ月。毎週欠かさずに抗ガン剤を打たれました。学さんはガンで亡くなったのでしょうか？　ガン治療で？

真面目に、大病院の医師の言うことを守り従った方から亡くなるような、気がします。

いや、気のせいでは、ないと思います。

順天堂大学・樋野興夫教授が「ガン哲学外来」セミナーにて、「抗ガン剤の多くは、発ガン性物質です」と話され、身が凍る思いをしました。

また、抗ガン剤のみが開発時において、〝発ガン性〟臨床検査が免除されていると聞きます。一番熱心に〝発ガン性〟検査をすべきではないでしょうか？

自分の体の変化は、自分で見張るしかない。髪が抜ける……これって不自然です。ツメが落ちる……コレって普通じゃない。どんどん痩せる……要注意です。

体が治癒に向かっているのか？　病気が進行しているのか？　は、ご自身で判断されるしかありません。

ご自分の生命は、ご自分で護って下さい。もちろんご担当の医師は、ベストを尽くして下さいます。ご自分の体の様子は、ご自分で把握し、治療方法を選択すべき時がきていると、痛感いたします。

六章 ● 極少食の極意

●『無病法・極少食の威力』

友人が、『無病法・極少食の威力』ルイジ・コルナロ著（ＰＨＰ出版）という本をプレゼントしてくれました。読んで驚きました。「一日一食」どころか、「一日三五〇ｇ食」です。

著者のコルナロ氏は、一六世紀イタリアの貴族で、若い頃から暴飲暴食の限りを尽くし、三〇代で様々な病気になります。

彼の医師団がすごかった！「極少食」に徹する以外、もはや助かる見込みはない、というものだったのです。

本の中に、〝食を節する必要があることなんて、日々の楽しみがなくなるようなことは言わないでほしい。できれば、自分の病気は薬や医術で治してほしい。食の楽しみは誰にとっても侵されたくない個人の聖域である〟とあり、至極納得です。

私も肝臓ガンが手術や抗ガン剤で治る！　と診断されていたなら、迷わず選択していました。

でもそうではなかったですし「一日一食」の断食を続ければ、治る見込みを感じたから、続けることができました。


この極小食を実践することでコルナロ氏は、死の淵から生還し、しばらくすると、全ての病が本当に治ってしまうのです。

一年後にはさらなる健康体となり、性格的にも怒りっぽさが消えて別人のように穏やかになってしまったそうです。

そしてなんと一〇二歳まで健康体で長生きします。

心に響かれた方は、以下ご参考までにコルナロ氏の一日二オンス（三五〇g）の食事の目安です。

- パン
- 卵の黄身
- 少しの鶏肉
- スープ
- ワイン一四オンス（四〇〇cc）

これで三五〇g！　実に少なくて、驚いてしまいます。このボリュームを昼と夜と、二回に分けて食していたそうです。人間の体って燃費が良くできているものです。

●「食べない！」ってスゴイです

二〇一三年五月、父が心不全で緊急入院をしました。三年前に心筋梗塞を患っており、心臓は父にとって要注意な場所。しかも三月に受けた歯科治療の際の麻酔もダメージを与えたようで、みるみる弱ってしまいました。

石原結實先生は、父を一目みるなり、「心不全を起こしています。ただちに大学病院で水を抜いてあげないと、苦しくて可哀そうです」とご忠告をいただきました。

咳き込むのは、肺に水が溜まっている証、足が象のようにムクんでいるのは腎臓の働きが低下している証！　と。

日曜日だったのですが、幸い大学病院に循環器とレントゲンの先生がおられ、最初は「心筋梗塞の再・梗塞です」と言われましたが、レントゲンの結果を見て「心不全」との診断。

すぐにＩＣＵに運ばれて治療がなされ、三日後には、一般病棟に移ることができました。

このときの父が偉かった！

看護師さんから「お父さん、食欲がなくて……」と言われて心配していましたが、『無病法・極少食の威力』を読んでいた父は、ハンガーストライキを実行。病院のＩＣＵでは豚の生姜焼きが出たりするそうですが、三週間の入院中の父は、「極少食」を実行し続けました。

その間にもカテーテル手術を二回、ステント設置を四カ所受けましたが、処置後の回復がすこぶる良好で、予定よりも早く退院が叶いました。しかも退院後五日で、日本一周の船旅に出かけることもできたのです。「食べない！」って、スゴイです。そして、石原先生のレントゲン要らずのご診断も、本当にスゴイ！　です。

そして半年後、猛暑の夏の間にクーラーの真下で、冷たい飲み物をガンガン飲んでいた父は、九月末から体調を崩しました。
あろうことか、心不全の再発です。再入院のはじめの二週間は昏睡状態……

話しかけても、足のマッサージをしても、無反応な父に涙しました。

このまま旅立ってしまうのか。それとも植物人間となるのか……、良きことをイメージすることは、難しかったです。

石原先生に泣きつきますと、「絶食状態であれば、お小水が出ているはず。お小水が出ていれば、大丈夫です」と、励ましのお言葉をいただきました。

毎日、父のオシッコ・パックに貯まるオシッコが希望となり金色に輝いて見えました。

二週間目に、目を覚まし、人参リンゴジュースや生姜紅茶が飲めるようになりました。

●「彼岸花の根っこ湿布の即効性！」

父が目を覚ましましたとご報告をしますと、石原先生は「生姜を積極的に摂って下さい。気付け薬になります」と、アドバイスして下さいましたので、生姜の味しかしない生姜紅茶やお味噌汁を運びました。

スローではありますが、一カ月目には院内を歩けるまでに快復しました。

また右の肺1/3の水が、なかなか抜けなかったのを友人を通して「彼岸花の根っこの湿布」（一六一ページ参照）で三日目にして、抜けたのも幸いしました。

西洋医学が日本に入ってくる七〇年前まで、私たちは長い時を、彼岸花の根っこのような身近かな素材を使って、病いを癒していたのではないでしょうか。

半信半疑で試した「彼岸花の根っこ湿布」は、伝言ゲームのように私の所へ情報が届きました。発信者の裕美さん（一〇四ページ参照）は、末期の再発卵巣ガンによる、臨月のような腹水を、医学的処置では、すぐにまた貯まってしまうのを、「彼岸花の根っこ湿布」で腹水を抜ききっています。

そこから、この夏三カ月、肺に2/3貯まった胸水の苦しさと痛さに泣いていた恵子さんが、三日間の湿布で、呼吸が楽になるまでに快復してしまったのです。そして恵子さんが、父に是非！　と彼岸花の根っこ湿布の情報をお届け下さいました。

体内に貯まってしまった腹水・胸水が、お薬で抜けないときは、「彼岸花の根っこ湿布」をお試し下さい。副作用もなく安心です。

●壊れた人生のメンテナンスにも「断食」はおススメ

夏に体調を崩し、その折り、石原先生から「久しぶりに一週間の断食に来られては？」と、アドバイスをいただきました。

毎日基本的に、一日一食生活を続けていますので、食事に関しては、ベストな状態とどこかうぬぼれていたのですが、とんでもない！　人参ジュースだけ断食はスゴかった！　です。

フィジカル面では、水様便が続き、計六日間で三kg「水毒デトックス」に成功しております。

メンタル面でも、秋になって父が入院したり母が骨折したり……と、メゲていましたが、断食中に、体温も三七℃と上がったからでしょうか？

無根拠な「大丈夫！」エネルギーを発することができています。

そして何よりスゴかったのは、スピリチュアル面とでも呼ぶと良いのでしょうか？


出会う人と、それに伴う出来事です。

なかなか、お会いできなかった方と、お会いでき、また、「あり得ないな〜」と思える出来事にも恵まれました。

予約二年待ち！　のヒーラーの方とサナトリウムで、ご一緒でした。

プライベートな時間を過ごされている中、至福のヒーリング・トリートメントを受けることができました。

それも二晩続けてです。

他にも、忙しくてゆっくりお話のできなかった方と二日間、朝から晩までご一緒に過ごせたり、断食中にかかってくるお電話は、ハッピーコールばかり！　動かなくてあきらめていたことが、ス～ッと動き始めたのです。今の私に、本当に必要なトリートメントとアドバイスをいただける、サナトリウム滞在となりました。

今回、深く思ったのは、

「何か人生がデフレ・スパイラルに入って、停滞しているな……」と感じたなら、選択すべきは「断食」です。

単純に体が、空っぽになると要らないエネルギーはデトックスされ、新しいエネルギーがクリエイトされます。空っぽの「空」とは、宇宙エネルギーのこと。

断食で空っぽの体内エネルギーは、宇宙エネルギーと共鳴をして、つながります。第六感も磨かれ、決断力や判断力も養われます。

自分が変わらなければ、環境も出会いも、出来事も、そして人生は変わらない～と実感しました。

「断食」のもう一つの大きな魅力は、睡眠時間が短くなることです。

常日頃、食べ物を腐らせずに、体外に排泄すること、エネルギーとして代謝することに一日の消費カロリーの六〇％も使っています。

食べる量が減ることで、消費カロリーが減り、肉体的疲労が減るため、グングン睡眠時間が短くなります。

石原先生は、寝て起きたら、まだその日だったりするそうです。

私たちに平等に与えられている一日二四時間という時間が、睡眠時間が短くなることで「時間貯金」ができてしまいます！「時間がない～」忙しさから解放されます！

一日一食断食、実践十一年の私の平均睡眠時間は四時間です。

時間が私たちの人生を作ります。時間に追われない人生って、本当に豊かです。

ただ、「病気」を治すだけではなく、壊れた人生のメンテナンスにも「断食」はおススメです。

【一日一食レシピ】

石原メソッド実践十三カ月で、末期の肝臓ガンが溶けて消えた事実に、「一日一食は、何を食べているのか？」というご質問を受けるようになりました。

今、ガンと向き合われてガン治癒への道を進まれる方と同じく、私もガン再発を防ぎたく、一日一食の実践を続けています。

「こんなものを食べています」のレポートとして、二〇一二年三月よりブログをスタートしました。

『ガンは自宅で治す！』 http://ameblo.jp/ganwajitakudenaosu/

その中で、気に入っておりますレシピを、ご紹介します。

基本的には、朝ごはんは、人参二本、リンゴ一個を、ジューサーでしぼったフレッシュ・ジュースです。

ランチは、玉子サイズの生姜のすりおろし汁が入った生姜紅茶。黒糖やハチミツ、豆乳、レモンなどいろいろバリエーションをつけています。

人参リンゴジュースのレシピ

●材料：グラス３杯分

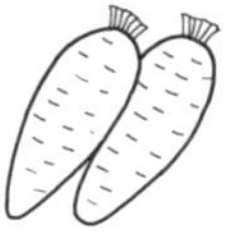

ニンジン2本

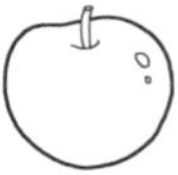

リンゴ1個

- ●ニンジンは皮のついたまま、リンゴも皮・芯・種のついたまま、ジューサーで絞ります。
- ●絞り立てをすぐに召し上がって下さい。
作り置きとしますと、ジュースが酵素分解を始めます。
- ●冷蔵庫で冷やさず、室温でいただきます。
- ●ミキサーではなく、ジューサーをご使用下さい。

生姜紅茶のレシピ

●材料：ティーカップ4杯分

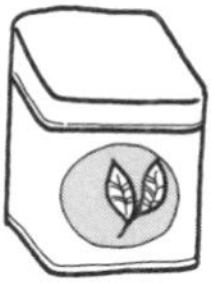

紅茶大さじ1杯

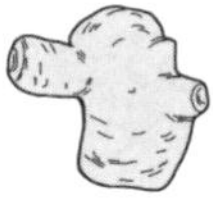

生姜1個

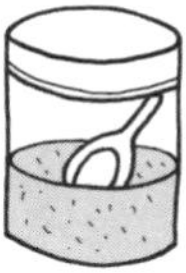

黒砂糖

①生姜を皮ごとすりおろし、ガーゼで絞ります。
②紅茶に熱湯700ccを注ぎます。
③ティーポットに、生姜の絞り汁を加えます。
④黒砂糖をお好みの量加えて出来上がり。

＊朝作った生姜紅茶をポットに入れて、
夕方までに飲んでいます。それ以上の作り置きは、
生姜の風味が損なわれてしまいます。

＊生姜ジャンキーな私は、すりおろした生姜を
ガーゼで絞らずに紅茶を加え、
生姜もスプーンで食べています。

貝のスープは一生分飲みました。

●シジミのお味噌汁

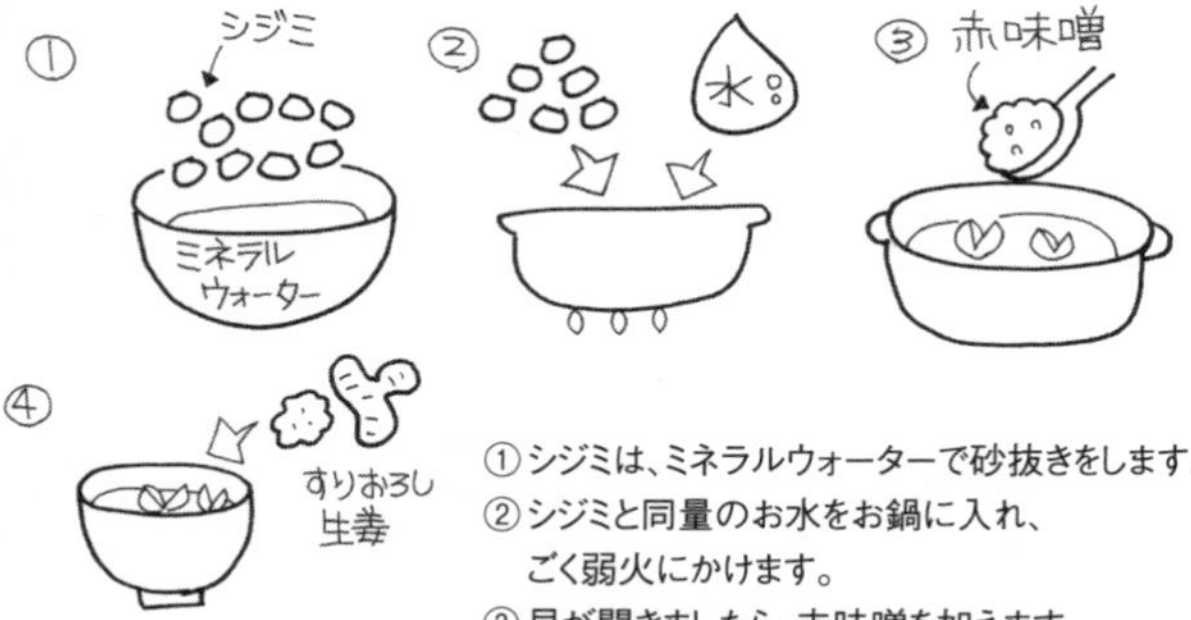

①シジミは、ミネラルウォーターで砂抜きをします。
②シジミと同量のお水をお鍋に入れ、
ごく弱火にかけます。
③貝が開きましたら、赤味噌を加えます。
④食前にすりおろし生姜をたっぷり加えます。

●アサリのお味噌汁

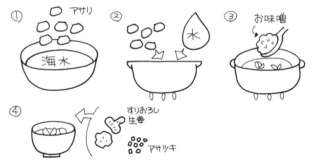

①アサリは、濃い目の海水と同じ濃度の塩水で、砂抜きをします。
②アサリと同量のお水をお鍋に入れ、ごく弱火にかけます。
③貝が開きましたら、お味噌を加えます。
④食前にすりおろし生姜と小口切りのアサツキをたっぷり加えます。

●ハマグリのスープ

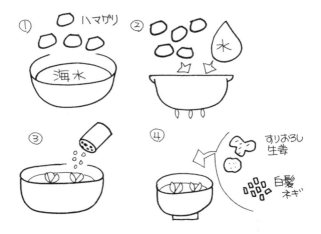

① ② アサリと同じ。

③ 貝が開きましたら、お塩で味を調えます。

④ 食前にすりおろし生姜と白髪ネギを加えます。

マーマレード醤を使って〜

●オレンジレンコン

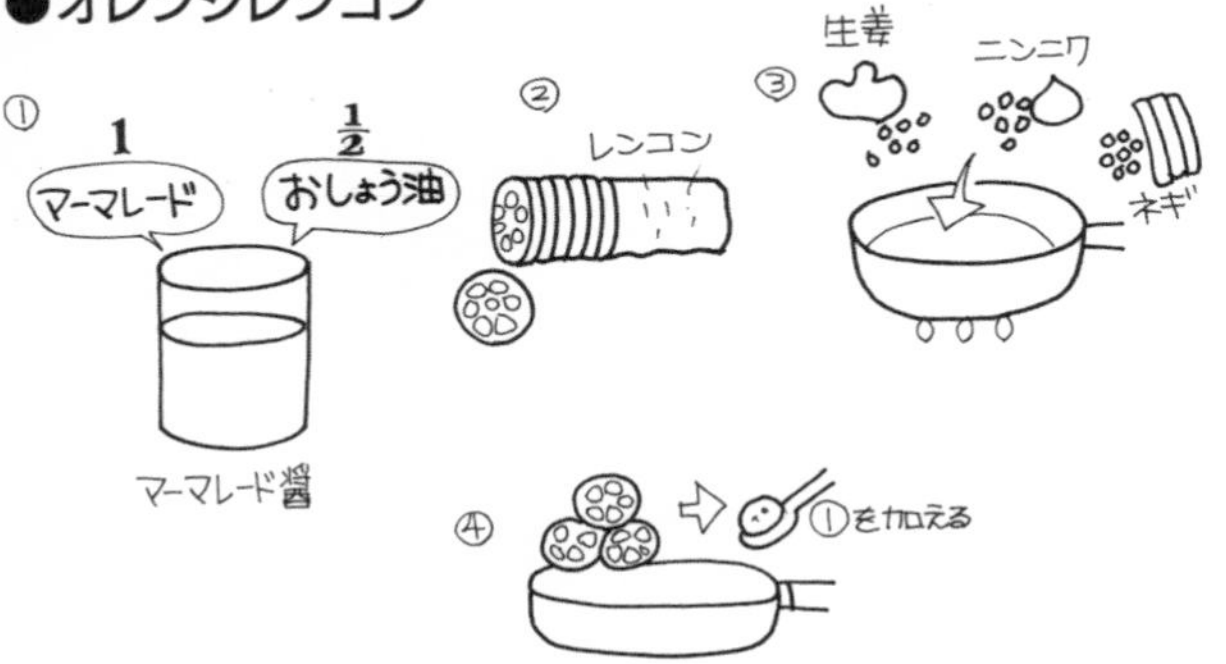

①オレンジマーマレードとマーマレードの半量のおしょう油を合わせます。
マーマレード醤です。(ジャムびんに作りおきしておくと便利です。)
②レンコンは、皮をむき、ザクザクと大きめに切ります。
③フライパンに、みじん切りの生姜&ニンニク&ネギを油で炒めます。
④レンコンを加えて炒め、表面が透き通るようになりましたら①を加えます。

●シーフードBBQ

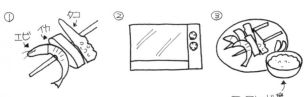

①エビ、イカ、タコを串に刺す。
②フライパンかオーブンで焼きます。
③「マーマレード醤」をつけて、食べます。

●豆腐ステーキ

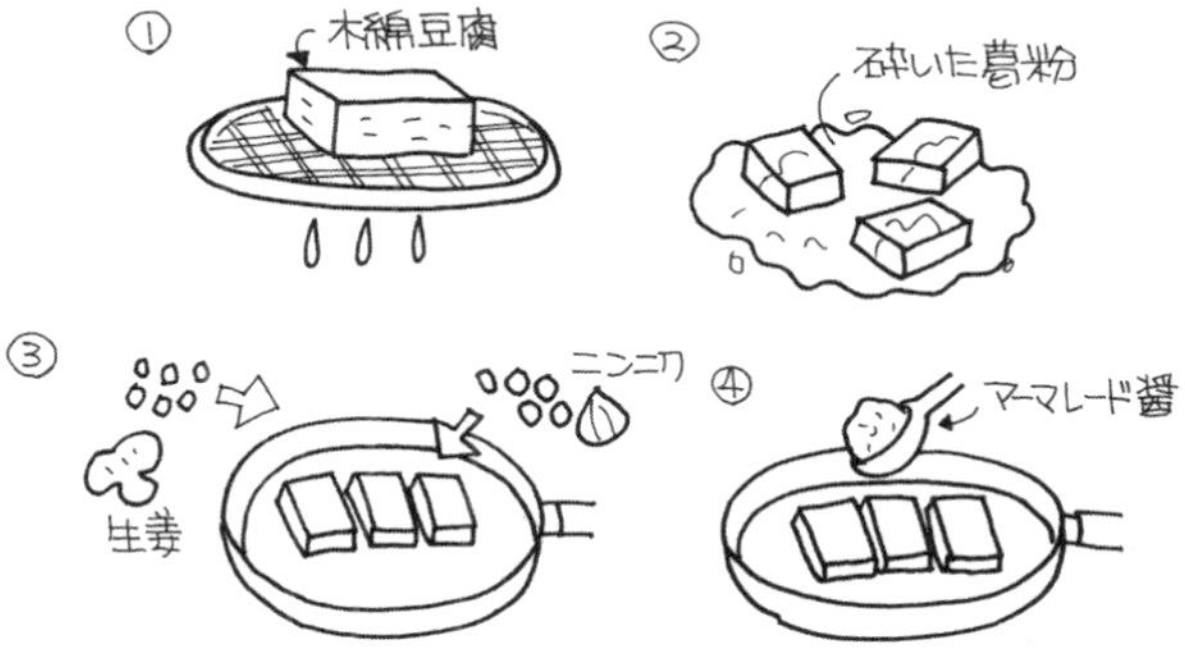

①木綿豆腐を水切りします。
②好みの厚さに切り、粉状に砕いた葛粉をまぶします。
③熱々のフライパンでスライスした、生姜とニンニクを炒め、
お豆腐をステーキにします。
④「マーマレード醤」を加え、からめます。

栗、大～好き!

●栗ごはん

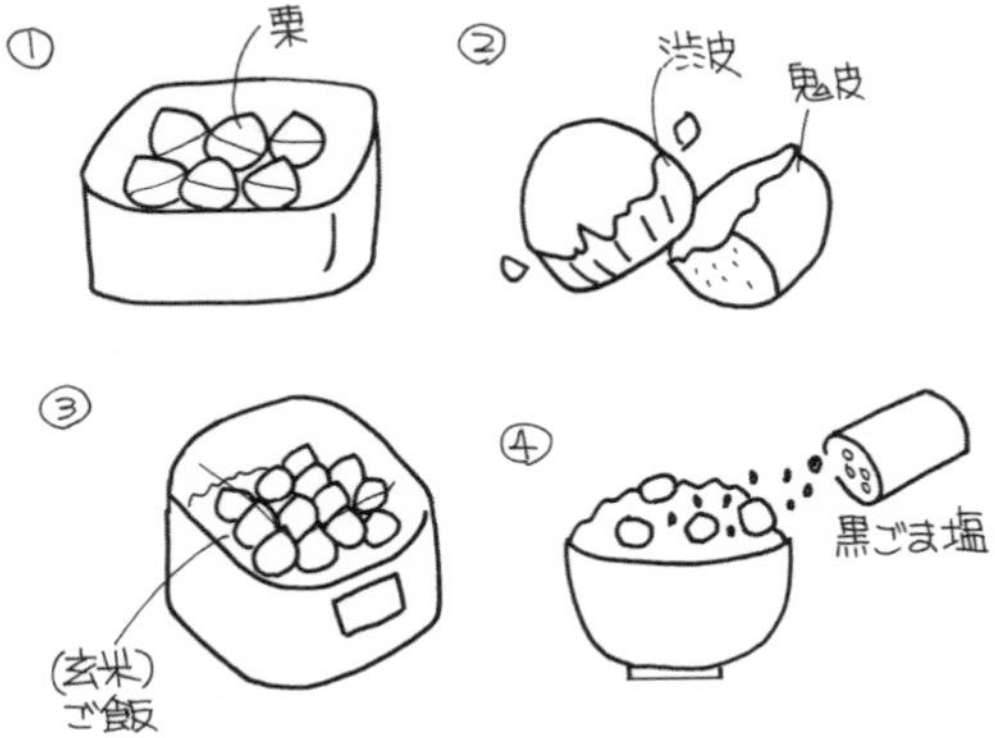

①栗は蒸してしまいます。

②鬼皮と渋皮をむきます。

③炊きあがった(玄米)ご飯の上に、栗を並べ、15分以上むらします。

④黒ゴマ塩をかけて、いただきます。

●栗のはちみつ漬け

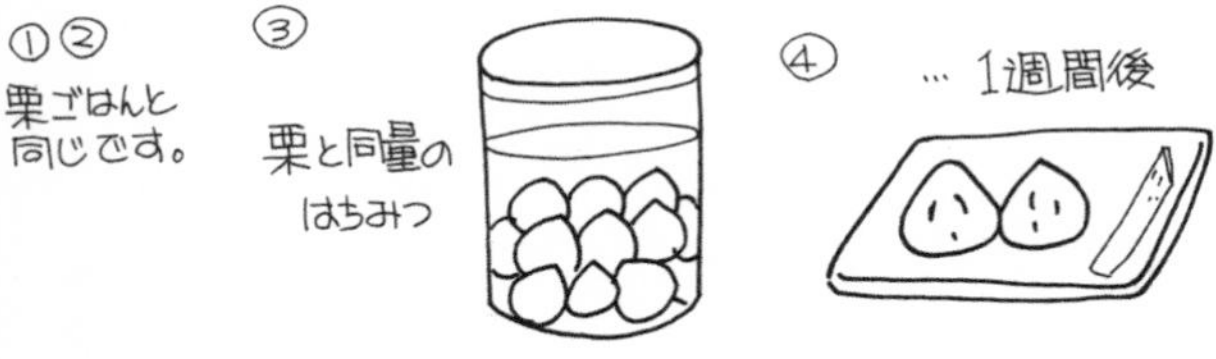

①②栗ごはんと同じです。

③栗と同量のはちみつに漬けます。

④1週間ほどで、マロングラッセみたいになります。

●栗のミルク煮

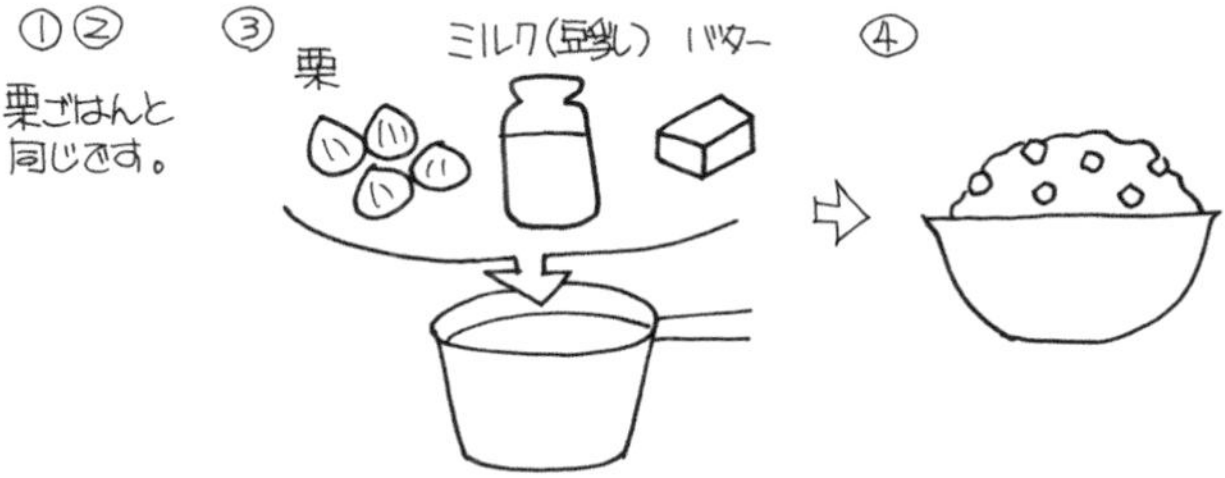

①②栗ごはんと同じです。
③栗と同量のミルク(豆乳)とバター少量を加えて、コトコト煮ます。
④栗の粒々が残る、ペースト状にします。

マッシュポテトのように、お料理のサイドデッシュにしたり、
甘みを加えて、ビスケットにはさんで、マロンクリームのお菓子にしていただいています。
サツマイモの皮をむいて、同じように作りますと、スウィートポテトになります。

シーフード・カレー・メドレー

●カレーライス

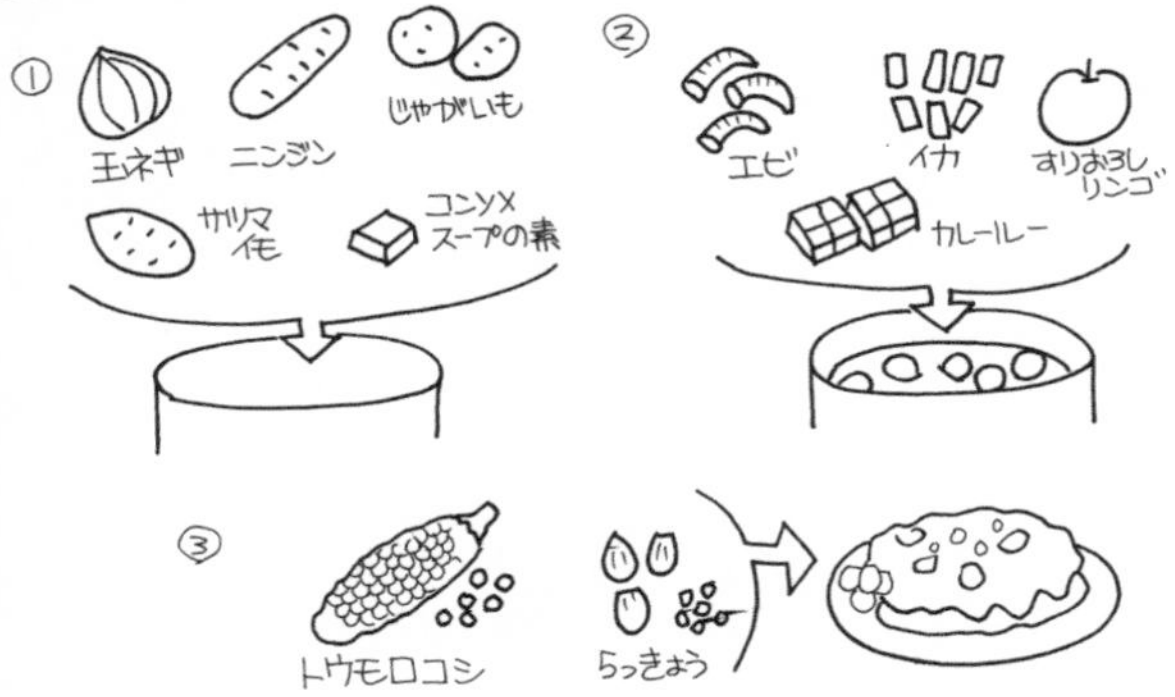

①玉ねぎ、人参、じゃがいも、サツマイモなど、好みの野菜を
コンソメスープの素で煮ます。
②カレールーを加えます。
③イカ、エビ、すりおろしリンゴを加え、火が通ったら出来上がりです。
「シーフードカレールー」としていろいろなものに利用します。
④ご飯によそいます。
⑤トウモロコシ缶やらっきょうのみじん切りを加えても、美味しいです。

●カレードリア

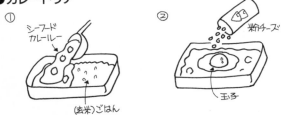

①グラタン皿に玄米(ご飯)を敷き、「シーフードカレールー」を乗せます。
②粉チーズと卵を乗せ、180℃のオーブンで、15分間焼きます。

●カレー南蛮

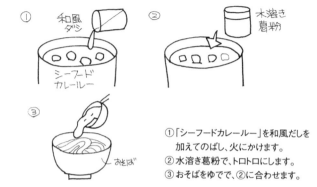

①「シーフードカレールー」を和風だしを加えてのばし、火にかけます。
② 水溶き葛粉で、トロトロにします。
③ おそばをゆでで、②に合わせます。

●カレードレッシング

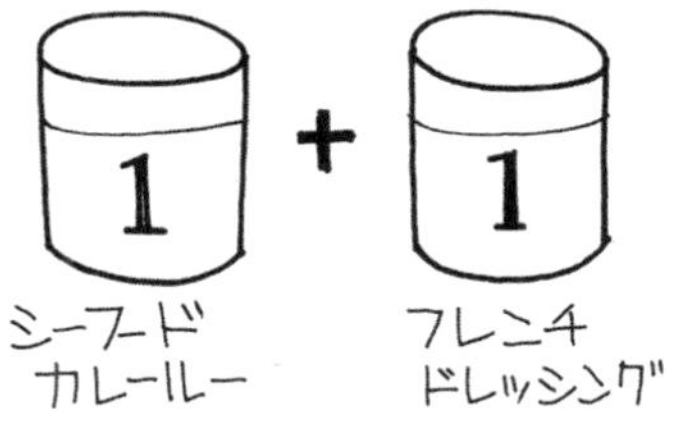

①「シーフードカレールー」に、フレンチドレッシングを同量合わせます。
簡単すぎですが、すごく美味しいサラダドレッシングです。

お豆腐バリエーション

●豆乳鍋

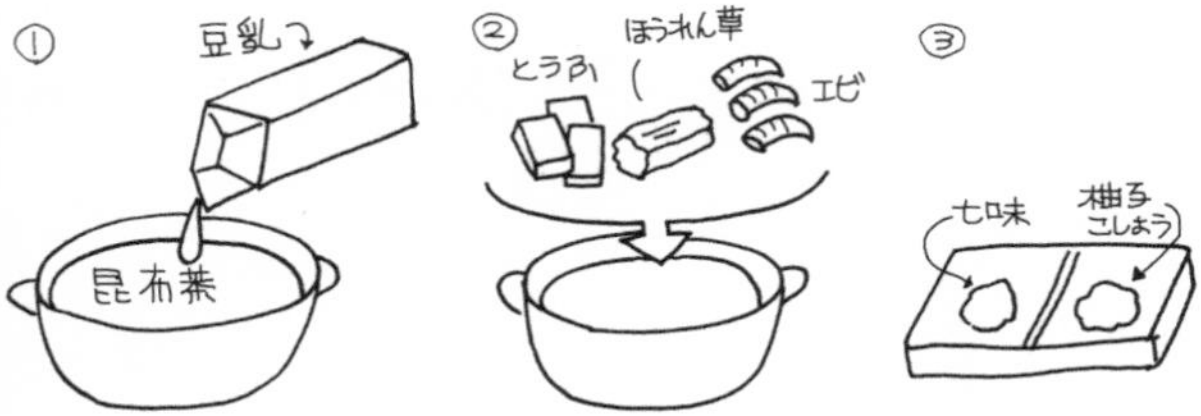

①土鍋に濃いめの昆布茶を作ります。
②同量の豆乳でのばします。
③お豆腐、ホウレン草、エビなど、お好みの具材を加えます。
④七味や柚子こしょうを小皿に用意し、豆乳だしでのばして、いただきます。

●湯豆腐丼

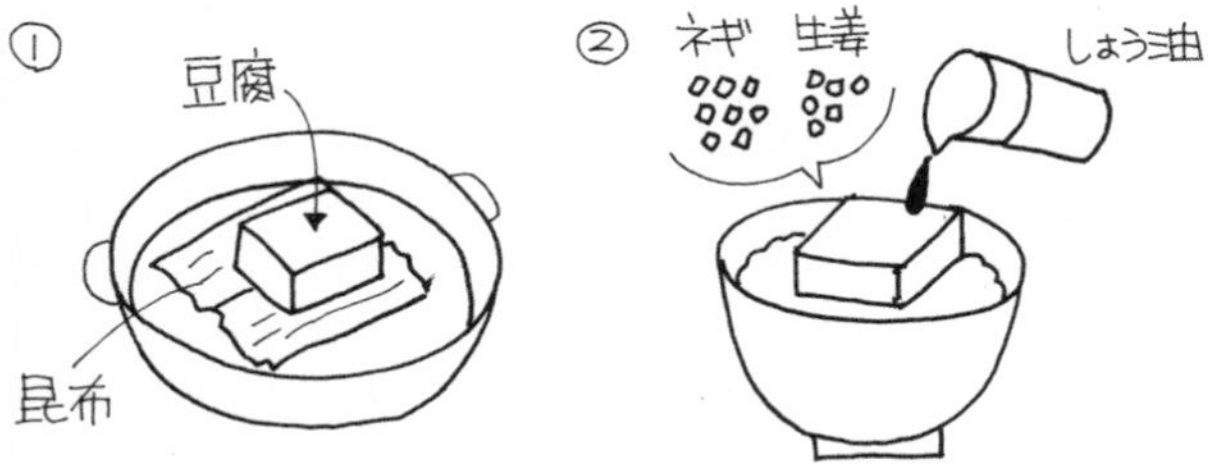

①土鍋に昆布を敷き、湯豆腐を作ります。
②大きめのお茶碗に、ご飯をよそい、湯豆腐を乗せ、刻んだ生姜やネギをトッピングして、おしょう油をかけていただきます。

●豆腐チゲ鍋

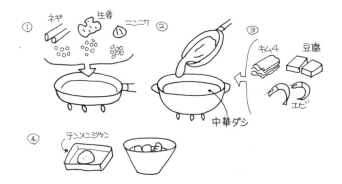

①ネギ、生姜、ニンニクのみじん切りをごま油で炒めます。
②土鍋で中華ダシを作り、その中に①を入れます。
③キムチ、お豆腐、エビ、他お好みの野菜を加えます。
④小皿に甜麺醤(テンメンジャン)を用意し、いただきます。

おそば、de、春夏秋冬

●【春】ド定番のトロロそば

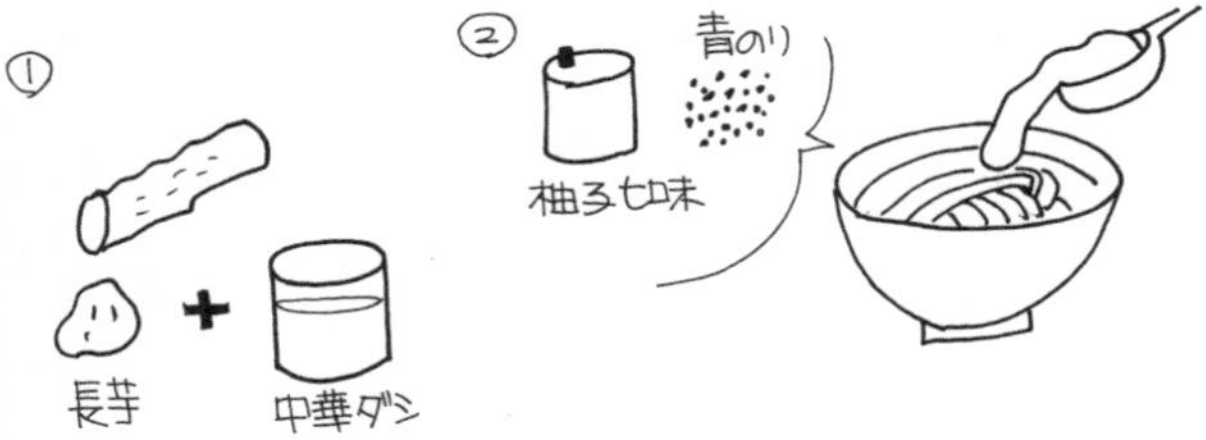

①すりおろした長芋を中華だしでのばします。
　柚子七味と青のりをかけて。
②温かいかけそばに乗せる。又はざるそばのつけダレに。
　ご飯にかけた、トロロご飯も美味しい。

●【夏】すずしろ・そばサラダ

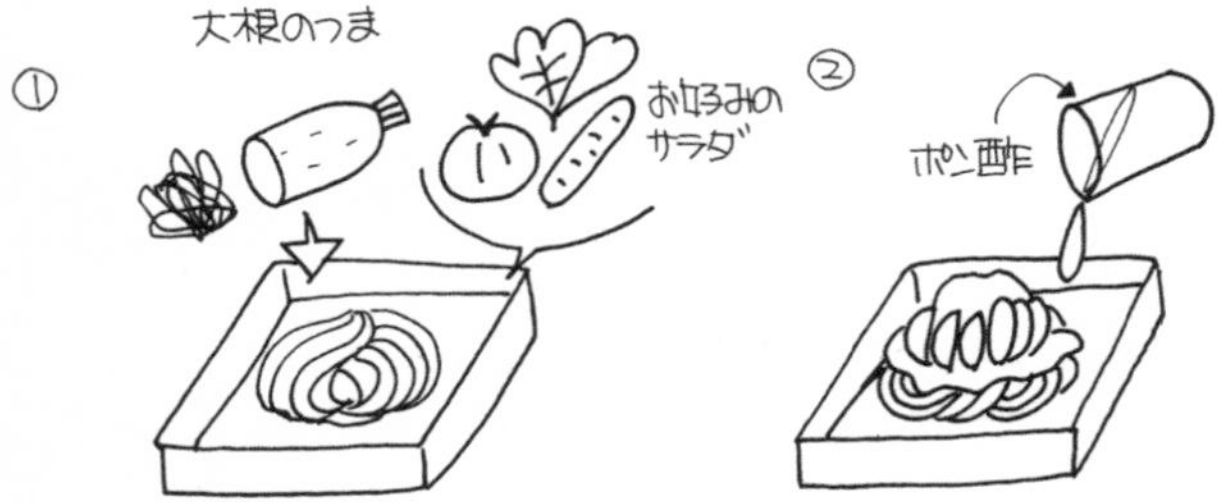

①ざるそばに、大根のつまを山盛りにして、お好みのサラダを乗せます。
②ポン酢をかけていただきます。

●【秋】そば粉のお好み焼き

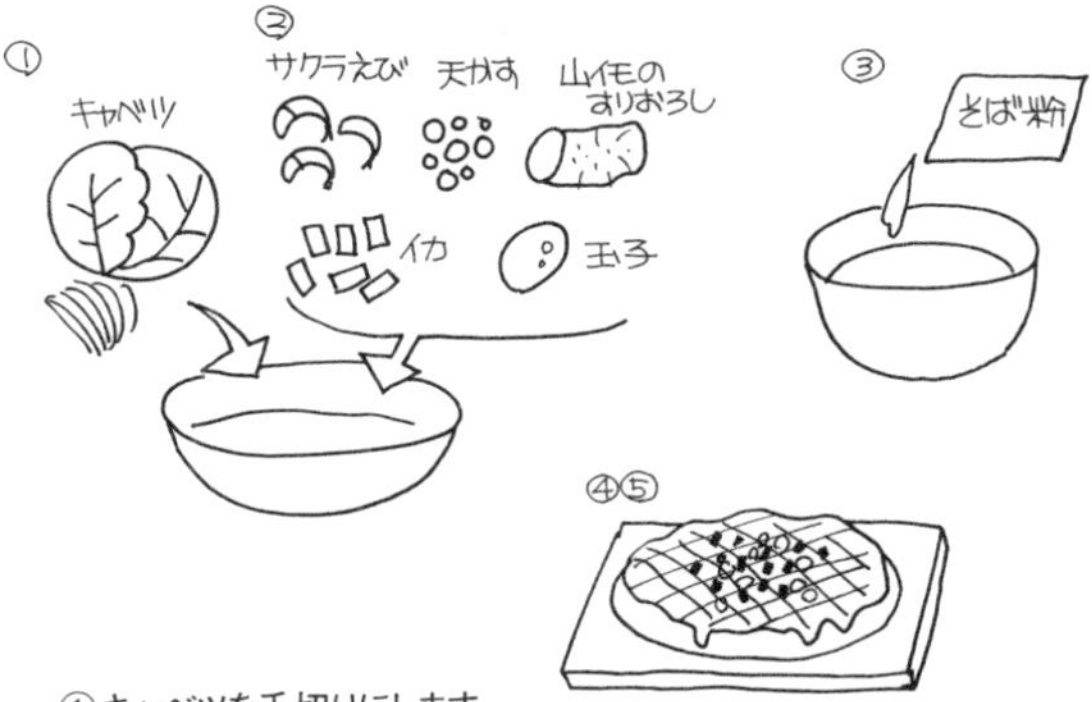

①キャベツを千切りにします。
②イカ、桜えび、天かす、山芋のすりおろし、卵を加え混ぜます。
③そば粉を加えて、固さの調整をします。
④多めの油で、カリッと焼きます。
⑤お好み焼きソース→青のり→マヨネーズをかけて、いただきます。

●【冬】すき焼きそば

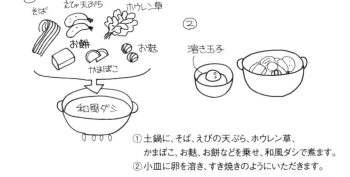

①土鍋に、そば、えびの天ぷら、ホウレン草、
かまぼこ、お麩、お餅などを乗せ、和風ダシで煮ます。
②小皿に卵を溶き、すき焼きのようにいただきます。

年がら年中「納豆」

●納豆汁

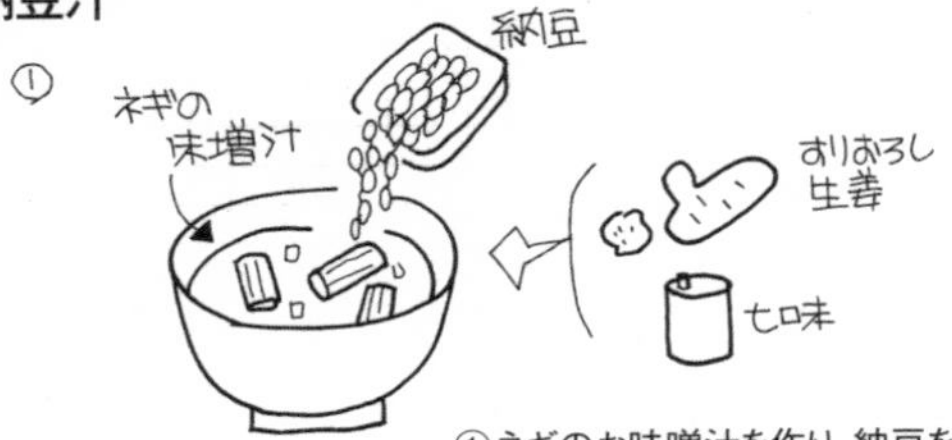

①ネギのお味噌汁を作り、納豆を加えるだけ。
たっぷりのすりおろし生姜と七味で。

●納豆玉子かけご飯

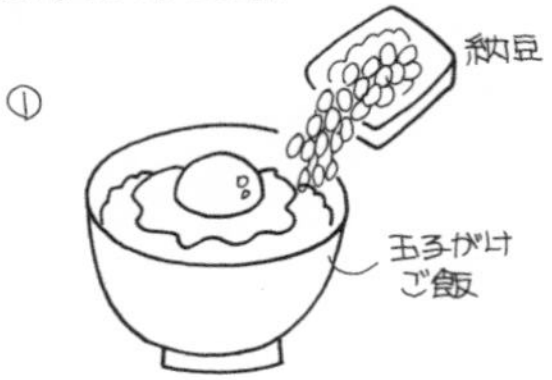

①玉子かけご飯に、
納豆を加えるだけ。

●納豆オクラキムチ

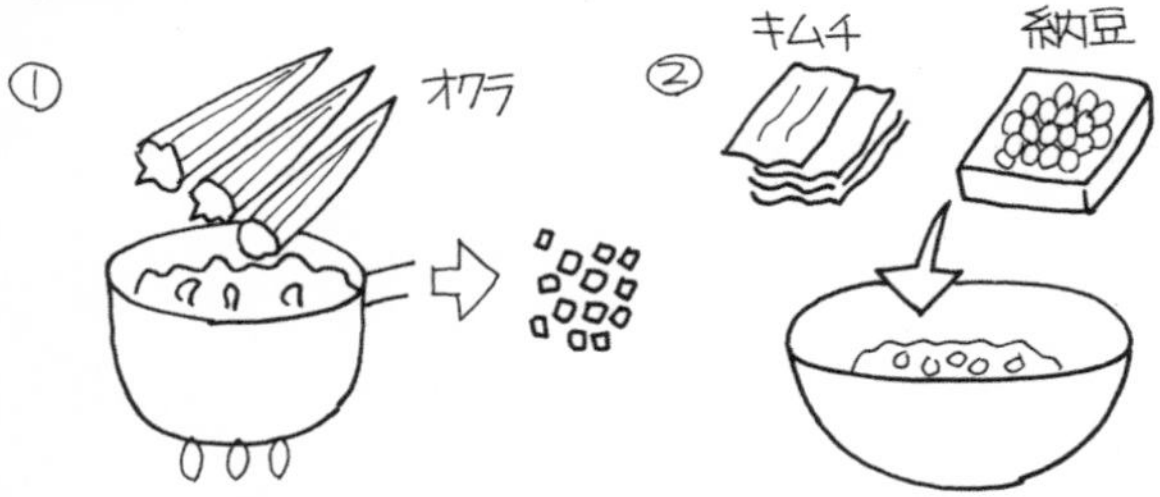

①オクラをゆで、細かく刻みます。
②納豆とキムチを合わせます。

七章●ホーム・レメディー（自宅療法）

古くて、実は新しい「ホーム・レメディー」（自宅療法）のレシピを紹介いたします。
身近な素材を使う、体に優しい手当て法です。

●人参リンゴジュース

●人参二本
●リンゴ一個
①ジューサーにかけて、しぼります。
できたてを、早めに召し上がって下さい。
酵素が分解してしまいます。

生姜紅茶

●生姜、好きなだけをすりおろします。
①紅茶に、生姜の絞り汁を加えます。
甘味には、黒糖か、はちみつを。
豆乳を加えて、ジンジャーラテにしても美味しいです。

ヨモギ蒸し座風呂

●ヨモギの葉っぱを乾燥させたもの、四〇～五〇g
①お鍋にヨモギの葉っぱを入れ、グラグラと煮ます。
②ヨモギ蒸し座風呂専用のイスにセットしますが、コレは専用のイスが

ないと、難しいです。お風呂の浴剤や足湯の薬湯としてお使い下さい。また、専用のイスはインターネットなどでお調べ下さい。

●里芋パスタ

米国ボストンで開催されたマクロビオティックのサマーカンファレンス会場で、世界中から集まる乳ガン克服者から「タロイモ・パスタ」として習いました。

一〇人以上の女性から、〝タロイモ・パスタで乳ガンが取れた！〟と、次々、ポローンとオッパイを見せられました。ヘコみもなく、キズ一つない美しいオッパイです。

●里芋（大きさはガン腫のサイズに応じて）●生姜（里芋の一〇％）
●小麦粉　●ゴマ油（できれば白ゴマ油）●コンニャク二枚

①コンニャクを、ゆでます。
②里芋を皮をむいて、すりおろします。
③②に小麦粉とすりおろし生姜を加えます。
④患部に、ゆでたコンニャクを当て、赤くなるまで、温めます。（血液を患部に集めることが目的です）
⑤患部にゴマ油を塗ります。これは、カブレ止めです。
⑥里芋パスタを塗ります。ガーゼかペーパーナプキンで押さえます。
⑦上から、ゆでたコンニャク二枚を交互に使いながら、三〇～四五分温めます。
⑧そのまま里芋パスタを一晩当てたまま、休んで下さい。

乳ガンの重篤な症状の方には、失礼を承知の上ですが……私は、愛犬の乳ガンを、里芋パスタで取り出したことがあります。

三日目にして、ピンポン玉サイズかな？　と思っていた乳ガンが、テニスボールサイズもあり、驚きました。肋骨を通過してガン腫が飛び出てくることにも、驚きました。

一週間目には、パンパンに腫れ、皮膚が切れて、リンパ液が流れ出ています。乳ガンが突出し、一〇日目には、ヨーヨーのように根元が絞れるようになったのです。

獣医師に切除手術を依頼し、一五分で手術は簡単に終わりました。ココからがスゴいのですが、手術後、凹んでいた患部が、二カ月目弱で再生し、まっ平らになったのです。残ったのはチョコンと切った、手術跡だけです。「デモノ、ハレモノには里芋」と、昔から、言われているそうです。

●豆腐パスタ

脳内出血、脳梗塞に、お試しを。熱と出血を取ります。

●お豆腐、患部のサイズに合わせて一～二丁（水切りをします。時間がない時は、ペーパータオルにくるんで、お洗濯ネットに入れて洗濯機で脱水して下さい）

●キャベツの外皮の葉っぱ

①お豆腐を一cmくらいの厚さに切るか、崩してクリーム状にして頭部、おデコに貼るだけです。

②キャベツの葉っぱが、ゴアテックスのように、水を通さず、空気を通し、枕が、ビショビショにならず、便利です。

キャベツの上からサランラップを巻くと固定でき動かず具合が良いです。

●「彼岸花の根っこ湿布」レシピ

●彼岸花の根っこ

●小麦粉

●ガーゼ・包帯もしくはソックス

①彼岸花の根っこを、茶色い皮を取り除いて、すりおろします。

②小麦粉で練り上げ、両方の土踏まずを中心に足の裏に塗ります。

③ガーゼの上から、包帯で巻くか、ソックスをはいて湿布を押さえます。

私は、上からホカロンを貼って温めました。

＊彼岸花の根っこには、毒性がありますので、おろし金は、湿布専用にして下さい。

どの湿布も、疾患のある部分は、ベトベトしたり、悪臭がしたり、腐ったりします。

健康であれば、単に乾いてしまいます。くれぐれも、カブレやヤケドには、ご注意下さい。

豆腐湿布は、熱を取るためですが、他の湿布は、患部を温めて、血液を集め、治癒を促す役目をします。血液が要らないモノを運び出し、排泄し、新しい組織作りに必要な材料を運びます。

可能であれば、半身浴などをして、体全体の血液を促してから、施術されることを、お勧めいたします。お豆腐パスタは例外です。

最後に、私たちにとって一番大切なスーパー・サプリメント・レメディーを。実は「お塩」です。

●「塩」――私たちは体内に七〇％もの塩水を抱えている

私たち人類は、三八億年前に海に一つの「生命エネルギー」として誕生し、今現在、地球上に、三〇〇〇万種に拡がっている生命体の一種です。

すべての生命の源である生命エネルギーとは、＋（プラス）と－（マイナス）の電気を持ったエネルギーです。

この生命エネルギーが結合を繰り返し、進化を遂げています。人類だけでなく、あらゆる生物、つまり魚や植物までを含む生命体は、すべてこの生命エネルギーをルーツに持つ「愛すべき生命」なのです。

そして私たちは「電気人間」です。通電させるために不自由な思いをしながら、体内に七〇％もの塩水を抱えています。血液などの体液がショッパイのは、電気を通すためです。

「塩」という字は、人の口に入って血になる「土」と書きます。

「塩」の元の「海」は、人にとっての母なる「水」と書きます。

「水」は、森や山などに降った雨が「土」によって数億年かけて磨かれた「土」のエッセンスです。

川に流れ込むこの「水」が、数億年をかけて濃縮したものが「海水」。

そのまた濃縮したものが「塩」です。


植物も「土」のエッセンスをエネルギーにして育ちます。肉食動物も草食動物を食べ、食物連鎖的に草（土）のエネルギーを食べています。私たち人間も、草食動物の肉も含め、口にするものは全て、「土」のエネルギーから成り立っているものです。

「土」という字は、プラスとマイナスからできており、プラスマイナスはゼロ！ でもあります。そして「ゼロ」は、無限をも現します。全ての始まりなのですから。

この地球上の生命体で「塩」を必要としない生命は存在しません。それは「土」のエッセンスを必要としない生命体が存在しないのと同じことです。「土」=プラスとマイナスのバランスの取れたエネルギー、そのエッセンスが「塩」です。

「塩」は、私たちが口にする食べ物の中で、一番エネルギーが高く、体温を上げる力があります。

海水と同じミネラルのバランスの取れた「塩」を食べてみて下さい。「美味しい〜」と感じるまで、食べて大丈夫！　お砂糖と違って、「塩」は食べ過ぎることがありません。

自分にとって限界がくると、口の中が苦くなって食べたくなくなるからです。

自分の体にとって適切な量の塩が摂れると、私たちの体重の七〇％に値する「塩水」も浄化されます。そうなると、プラスとマイナスの電気の通りが良くなります！

血液などの体液もすべてこの七〇％に含まれます。「病は〝気〟から」の「気」も「病気」の「気」もすべて電気の「気」です。

私たちは「電気人間」として、「土」のエッセンスである「塩」を上手に摂取して、「通電」しやすい体になることが大事なのです。

私たち人間が「土から生まれ、土に還る」と言われたり「土」をこねて、神様が人間をお創りになったお話は、神話の世界の話としてでなく、心に響くようになりました。

八章● リンゴの力のすごさ

『林檎の力』

富山医科薬科大学名誉教授、田澤賢次著、『林檎の力』を、何度も読み返しています。

「奇跡のりんご」の木村秋則さんと、「レストラン山崎」の山崎シェフが、『福島の子供たちのために！』と、アップル・ペクチン顆粒を開発するキッカケとなった本です。

商品化に向けて、「この本を読んで、勉強すること」が、宿題になっていました。

正直、〝放射能から身を護るために！〟アップル・ペクチンを摂りましょうとは、何だか抵抗感があり、お伝えする勇気がありませんでした。

政府が安全だと言っているところに、〝自分の身は自分で護りましょう〟と、社会運動家になってしまいそうな私がいます。

ところが、読み進むうちに、「ガン」の章が出てきたのです！　田澤賢次教授は、外科のお医者さまで、「大腸ガンをアップル・ペクチンで発症を防ぎ、増殖を抑える」論文を発表されるなど、ガンとアップル・ペクチンの研究がご専門でした。

数回読み返して、山崎シェフに、田澤教授をご紹介いただきたいと、お願いしています。

ガンの発症は、肝臓の弱りが原因です。体内唯一の化学物質工場である肝臓が健康であれば、体内の発ガン物質因子を化学分解してしまうのです。しかし、肝臓が弱っているから、ガン発症のイニシェーションを受けてから、長い時間をかけて、ガン発病となってしまいます。

肝臓を健康にする方法は？　なんと、腸を健康にすることです。快腸で快便であれば、肝臓機能の働きを軽くできるのです。

大腸ガンから肝臓ガンへの転移って多いのです。大腸ガンだけでなく、あらゆるガンからの最終的な転移先は、肝臓であることが多いのです。

体が生命を維持するために護るプライオリティ断トツ一位は、心臓！

体内すべての指令を出す、脳！

そして、体内毒を解毒する、肝臓！

この三臓器が、トップ３！　三本の指に数えられるのでは？

本には「お腹に太陽が宿る」なる素敵な章もあります。

お腹がポカポカで、快腸で快便であることの強力な助っ人が、『アップル・ペクチン』です。

『林檎の力』是非お読みいただきたいです。

ガンの章のトピックスを、本に従って以下にご紹介します。

食物繊維は第六の栄養素

　発ガン抑制と食物繊維には深いつながりがあります。大腸ガンの研究が進み、役に立たないとされていた食物繊維の不足が大腸ガン発生の要因の一つであると発表されたことが、きっかけとなり、食物繊維は第六の栄養素と呼ばれるまでに注目されるようになりました。

　ガンは一九八一年に脳卒中を抜いて、日本人死亡原因の断トツ一位、不動の一位となっています。

「ガン細胞は健康な人の体内でも毎日生まれている！」と聞くと、ゾッとしますが、事実、ガン細胞は毎日生まれています。

　しかし、致命的な病気として発症にいたらないのは、マクロファージと呼ばれる白血球が、サイトヤクシンというタンパク質を作り出して、次々にガン細胞を殺してくれているからです。

体内で一つのガン細胞が生まれてから、実際にガンを発症するまでには、一〇年から二〇年かかるといわれます。発ガンのきっかけとなる発ガンイニシエーションは、最初に細胞の遺伝子が損傷を受け、何か質的な異常が生じ、発ガンに至る変化です。

その上に、プロモーションというガン化を促進する刺激が繰り返し加わる状態が続いて、ガンが形成されていきます。

発ガンイニシエーションには、体内で産出される活性酸素、フリーラジカルが関係しています。

イニシエーターと呼ばれる発ガン物質には、放射線をはじめ、タバコ、紫外線、電磁波、食物に含まれる有害物質などいろいろありますが、それらがからだに入ると、これと戦うために、活性酸素が大量に産出されます。

過剰に産出された活性酸素が、今度は細胞の遺伝子を傷つけ、その細胞が分裂することによって異常増殖を繰り返してガン化が始まります。

●腸内の掃除屋

食物繊維の最も得意とする働きは、腸内の大掃除＝スカベンジャーです。人間の便の半分が約四〇〇種六〇兆個の腸内細菌とその死骸である、と知り驚きました。「快便」と「便秘」の分かれ道を左右するのが食物繊維です。

腸内が健康であれば「発酵」が促され、悪い環境ですと悪玉菌がはびこり「腐敗」しています。

「発酵」へ導く善玉菌を増やす役目を食物繊維が担っています。

腸管内の腐敗が進むと、体外へ排出されるべき腐敗菌が腸から肝臓へ、さらに肝臓から腸へと悪循環してしまい、その過程で、わずかずつガン細胞が体内に蓄積する結果になってしまうのです。

このように有害物質の腸肝循環が繰り返されることが、様々な炎症やガン、慢性病を発症させ、あるいは老化に導くわけです。

つまり、肝臓は、大腸で腸内細菌叢の腐敗菌を浄化できないと、常に最大限の解毒能力を発揮せざるを得ず、継続的に能力以上の状態に追い込まれます。

その結果、積み残しの「解毒されない有害物質」が増えて発ガン物質を生成していくことになります。

逆に、腸内環境が健康であれば、肝臓の負担は軽減され、発ガンを抑えることができるのです。

かつ抗ガン効果を得るものとして、現段階でもっとも期待されるのが食物繊維、とりわけ食物繊維がもっているスカベンジャー作用なのです。

腸内を掃除し、生まれたてのようなきれいな状態にすることができれば、ガンは生じないはずです。

●抗ガン剤よりも「アップルペクチン」

田澤教授が食物繊維の中で注目され、研究を重ね、勧めておられるのが、アップルペクチン。リンゴのペクチンです。

健康と不健康の間を分けているのは、「食べ物」です。その食べ物の中にリンゴを加えることを勧めておられます。

アップルペクチンという水溶性の食物繊維には、他の食物繊維と比べても卓越した悪玉菌に対する発育阻止機能があり、免疫力を高め、発ガンを抑制する効果なども認められるからです。

チェルノブイリ・ゾーンにあるベラルーシでは、そのアップルペクチンに、体内にたまった放射性核種セシウム137の体外排出効果があることから、サプリメントとして、子供たちに投与されています。

この効果はアップルペクチンの「吸着作用」によるものと考えられます。

しかし、アップルペクチンには、吸着作用だけでなく、静菌作用や発ガン抑制作用など様々な健康効果があり、結果として血液を浄化し、免疫力を高めていくのです。

だからこそ、ガン治療に、人参とリンゴのジュースなのです。

私は、毎日、朝食にランチにと、人参とリンゴのジュースを飲み続け、十三カ月にして、肝臓ガンが溶けてしまいました。消えてしまったのです。

アップルペクチン効果だったのです。この四年半、毎日一個のリンゴを人参とジュースにして飲んでいます。個数にすると、ザッと、二〇〇〇個のリンゴです。

お陰様で、五年生存率三・七％といわれる肝臓ガンを再発させずに生き長らえています。

お仏壇に欠かさず、おリンゴを供えて手を合わさなくては！　です。

それと、田澤教授は、副作用の強い抗ガン剤よりも、アップルペクチン・食物繊維を摂ることも勧めておられます。

「人はガンという病気で死ぬのではない。抗ガン剤で死ぬのだ」

そんな衝撃的な発言をする方もいます。

私が〝ガン〟を通して出会った方で、亡くなられた方は、今のところ全員が、長期にわたり、もしくは短期的に大量の抗ガン剤を投与された方です。

リンゴをどんなにたくさん食べても、髪が抜けたり、ツメが落ちたりは決してしません。骨と皮だけに痩せ衰えることも、起き上がれなくなることもないと思います。抗ガン剤を投与し続けることで、体に起こる副作用や後遺症を決して見逃さないで下さい。

こうした強い副作用を避け、「リンゴ」を食べることで、抗ガン効果が期待できるのなら、私は「リンゴ」を食べることを迷わず選択します。

きっと神様は、自分で作ってしまったガンを、自分で治せる方法をご用意して下さっています。その一つが「リンゴ」なのではないでしょうか。

おわりに

ガン宣告から、十二年め。

こうして、元気になれましたのは、医学博士・石原結實先生の、存在なくして、私の生命は、続かなかったと、確信しております。

西洋医学の術なく、ただ死に逝く人であった時に、明るく、ガン体質根本改善のご指導をたまわりました。

それは、日常生活を見直すことばかり。

ただただ、石原結實先生の言いつけを守っていたら、一年と少しで、ガンは消えてしまいました。

たくさんの治療法の選択肢の中から「石原メソッド」を選択したことを、誇りに思っております。

選択し、決断し、継続したことで、治癒に至り、私は、今、生きています。

私の末期ガンは、体内環境を、美しい血液の流れやすいように整えること
で、治癒に向かいました。

人参・リンゴ・生姜の力を借りましたが、美しい血液とその美しい血液の流れやすい体温を保つことで、要らないモノは出し！　要るモノを創る！

ということが、体内で勝手に、自分の計り知らないうちに進んで行きました。

そして、十三カ月で、ガンが消えてしまったのです。

この体内神秘の力に魅せられたことで、体内だけでなく、自分も、常に計り知らない大きな「神秘的」な流れの中で、生かされていることにも気づけました。

常に体は、最善を尽くしています。体は治りたがっているのです。

ガン完治後も、再発転移を避けるべく、一日一食生活を、続けております。

おかげさまで、幼少期から虚弱体質でしたのに、今までで一番の健康に恵

まれております。

改めまして、大恩のある、生命の恩人である、石原結實先生に、心からの御礼を申し上げます。ありがとうございます。

今、ガンと向き合われている方の、ガンに対する「不安」と「恐れ」が、最大限に膨らみ、胸が潰れそうな思いが、どんなにおつらいことか、自らの体験と重ね、理解いたします。

ご自身の神秘に満ちた体と向き合われて下さい。

たくさんの美しい「奇跡」が起こりますように。
たくさんの美しい「時」が重なりますように。

ムラキテルミ

参考文献

・『ガンにならない　ガンを治す血液をつくる』石原結實著（ＫＫロングセラーズ）
・『食べない健康法』石原結實著（東洋経済新報社）
・『「体を温める」と病気は必ず治る』石原結實著（三笠書房）
・『ガンを防ぐ！　再発させない！　食べ物、食べ方』石原結實著（青春出版社）
・『無病法　極少食の威力』ルイジ・コルナロ著（ＰＨＰ出版）
・『林檎の力』田澤賢次著（ダイヤモンド社）
・『ガンは自宅で治す！』ムラキテルミ著（ＫＫロングセラーズ）

本書は二〇一四年一月に弊社より出版した新書判を新たに加筆改訂したものです。

〈新装版〉
ガンは自分で治す!

著　者　ムラキ テルミ
発行者　真 船 美 保 子
発行所　ＫＫロングセラーズ
〒169-0075　東京都新宿区高田馬場2-1-2
電　話　03-3204-5161(代)
http://www.kklong.co.jp

印刷・製本　大日本印刷(株)

ISBN978-4-8454-5115-9

Printed In Japan 2020